养老照护常用技术

庄瑰霞　李淑英　主编

燕山大学出版社
·秦皇岛·

图书在版编目（CIP）数据

养老照护常用技术 / 庄瑰霞，李淑英主编. —秦皇岛：燕山大学出版社，2021.12
ISBN 978-7-5761-0274-1

Ⅰ. ①养… Ⅱ. ①庄…②李… Ⅲ. ①老年人—护理学 Ⅳ. ① R473.59

中国版本图书馆 CIP 数据核字（2021）第 262751 号

养老照护常用技术

庄瑰霞　李淑英　主编

出 版 人： 陈　玉
责任编辑： 孙志强
封面设计： 刘馨泽
出版发行： 燕山大学出版社 YANSHAN UNIVERSITY PRESS
地　　址： 河北省秦皇岛市河北大街西段 438 号
邮政编码： 066004
电　　话： 0335-8387555
印　　刷： 涿州市般润文化传播有限公司
经　　销： 全国新华书店

开　　本： 787mm×1092mm 1/16　　**印　　张：** 12
版　　次： 2021 年 12 月第 1 版　　**印　　次：** 2021 年 12 月第 1 次印刷
书　　号： ISBN 978-7-5761-0274-1　　**字　　数：** 240 千字
定　　价： 60.00 元

《养老照护常用技术》编者名单

主　　编　庄瑰霞　李淑英

副主编　单　媛　马桂云　黄　莹

编　　者　（按姓氏笔画）

王　芳　（承德医学院附属医院）

王艳娜　（承德医学院）

马桂云　（承德医学院附属医院）

庄瑰霞　（承德医学院）

李淑英　（承德医学院附属医院）

张金燕　（承德医学院附属医院）

张鸿霞　（承德医学院附属医院）

单　媛　（承德医学院）

段　莉　（承德医学院）

段然然　（承德医学院附属医院）

黄　莹　（承德医学院）

曹　琦　（新疆生产建设兵团兴新职业技术学院）

目　　录

第一部分　生活照护技术

第一项　体重测量照护技术操作及评价标准 ……3
第二项　翻身照护技术操作及评价标准 ……6
第三项　卧床老人更换床单照护技术操作及评价标准 ……9
第四项　床上洗头照护技术操作及评价标准 ……13
第五项　口腔清洁照护技术操作及评价标准 ……16
第六项　皮肤清洁照护技术操作及评价标准 ……19
第七项　会阴部清洁技术操作及评价标准 ……22
第八项　热水袋使用照护技术操作及评价标准 ……24
第九项　冰袋使用照护技术操作及评价标准 ……27
第十项　更衣照护技术操作及评价标准 ……30
第十一项　饮食照护技术操作及评价标准 ……32
第十二项　口服药给药照护技术操作及评价标准 ……34
第十三项　呼吸道异物清除照护技术及评价标准 ……37
第十四项　促进排痰照护技术操作及评价标准 ……39
第十五项　血糖测量及监测的照护技术操作及评价标准 ……44
第十六项　清洁、消毒技术操作及评价标准 ……47
第十七项　便器使用照护技术操作及评价标准 ……49
第十八项　纸尿裤使用照护技术操作及评价标准 ……52
第十九项　开塞露简易通便照护技术操作及评价标准 ……54
第二十项　人工取便照护技术操作及评价标准 ……56
第二十一项　造口照护技术操作及评价标准 ……58

第二部分　基础照护技术

第一项　生命体征测量照护技术操作及评价标准 ……63

第二项　压疮照护技术操作及评价标准 …… 67
第三项　超声雾化吸入照护技术操作及评价标准 …… 76
第四项　吸痰照护技术操作及评价标准 …… 79
第五项　吸氧照护技术操作及评价标准（鼻导管吸氧）…… 83
第六项　气管切开照护技术操作及评价标准 …… 86
第七项　鼻饲照护技术操作及评价标准 …… 88
第八项　导尿术照护技术操作及评价标准 …… 92
第九项　眼耳鼻外用药给药照护技术操作及评价标准 …… 99
第十项　常用消毒液配制及使用照护技术操作及评价标准 ……105
第十一项　常见风险的识别与预防、应急处置与安全转运技术操作 ……108

第三部分　康复照护技术

第一项　偏瘫老人的良肢位摆放照护技术操作及评价标准 ……117
第二项　偏瘫老人床上转移活动照护技术操作及评价标准 ……119
第三项　关节被动运动照护技术操作及评价标准 ……121
第四项　肌肉被动牵伸照护技术及评价操作标准（肩、肘、腕）……124
第五项　肌肉被动牵伸照护技术操作及评价标准（髋、膝、踝）……128
第六项　按摩照护技术操作及评价标准 ……132
第七项　长坐位平衡训练照护技术操作及评价标准 ……136
第八项　端坐位平衡训练照护技术操作及评价标准 ……138
第九项　站立位平衡训练照护技术操作及评价标准 ……140
第十项　步行训练照护技术操作及评价标准 ……142
第十一项　认知训练照护技术操作及评价标准 ……145
第十二项　语言训练照护技术操作及评价标准 ……148
第十三项　吞咽功能训练照护技术操作及评价标准 ……152
第十四项　心肺功能训练照护技术操作及评价标准 ……155
第十五项　盆底肌力训练照护技术操作及评价标准 ……160
第十六项　膀胱训练技术——清洁间歇导尿照护技术操作及评价标准……162
第十七项　肠道功能训练——腹部按摩照护技术操作及评价标准……164
第十八项　传导热疗照护技术操作及评价标准 ……166
第十九项　冷疗照护技术操作及评价标准 ……169
第二十项　轮椅使用照护技术操作及评价标准 ……172

第二十一项　保护具使用照护技术操作及评价标准 ……………………………… 175
第二十二项　助行器使用照护技术操作及评价标准 ……………………………… 178
第二十三项　老年康复体操——肌肉放松体操照护技术操作及评价标准………… 181

参考文献 ………………………………………………………………………… 184

第一部分　生活照护技术

第一项　体重测量照护技术操作及评价标准

一、概念

体重，是指裸体或穿着已知重量的衣物称量得到的身体重量。

二、目的

用于评估老年机体的营养状况、情况变化，以及治疗恢复情况。

三、操作步骤

项目	内容	分值	质量评价标准	参考分值
操作前准备标准（10 分）	1. 操作者自身准备：着装整洁，修剪指甲，洗手	1	不整洁，未洗手，未剪指甲	1
	2. 核对项目	1	未核对	1
	3. 解释：向老人解释体重测量的目的、方法、注意事项及配合要点	1	解释不全面	1
	4. 评估：了解老人的一般情况，如年龄、治疗情况、意识状态；心理状态、活动能力及配合程度	1	评估不准确	1
	5. 环境：安全整洁，宽敞明亮，适合操作	1	未评估环境	1
	6. 操作者个人准备：七步洗手法清洗双手，戴口罩	1	未洗手，未戴口罩	1
	7. 物品准备： 车上层：手消毒液 车下层：生活垃圾桶、医疗垃圾桶 杠杆秤或电子体重计：使用前检查其准确度和灵敏度，准确度要求误差不超过 0.1%，即用每百千克标准砝码（或用等重标定重物代替）分别进行称量，检查指标读数与标准砝码误差是否在允许范围内。灵敏度的检验方法是，放置 100 g 砝码，观察刻度尺变化，如果刻度抬高 3 mm 或游标向远移动 0.1 kg 而刻度尺维持水平位时，则达到要求	4	少一项或多一项用物扣 1 分	4

（续表）

项目	内容	分值	质量评价标准	参考分值
实施质量标准（75 分）	1. 核对：推车至老人床旁，核对床尾卡，核对老人的姓名，确认无误，做好解释，再次告知操作中配合方法	10	未核对	5
			未解释	5
	2. 根据老人的活动能力，确定测量体重的工具和方法 ▲能自行下床的老人 （1）将杠杆秤放在平坦的地面上，调整 0 点至刻度尺水平位 （2）老人赤足，男性身着短裤，女性身着短裤、短衬衫，动作轻缓地站上秤台，并自然站立于秤台中央，保持身体平稳 （3）操作者放置适当砝码并移动游标至刻度尺平衡 （4）读数以千克为单位，精确到小数点后一位，测量误差不超过 ±0.1 kg。如为电子秤，则待显示屏上显示的数值稳定后，操作者再正确读取 ▲对四肢无力或虚弱的老人 准备磅秤到其床旁，协助其踏上磅秤测量 ▲危重症或绝对卧床老人 使用卧位称重法或双称踏板称重法	50	未选择合适的体重计 / 杠杆秤	10
			秤放置不平整 未对杠杆秤调零	10
			老人衣着不合适	10
			站上秤台的动作不轻缓	5
			老人未站立于秤台中央	5
			读数方法不正确	10
	3. 安置老人：操作者协助老人缓慢踏下秤台，帮助其返回病床取舒适体位，整理床单位	10	未协助老人缓慢下秤台	5
			未整理床单位	5
	4. 整理用物	5	未整理用物	5
操作后处理标准（5 分）	1. 对物品进行分类处理：未污染、可继续使用的放回原处 2. 按七步洗手法彻底清洗双手 3. 记录：在执行单签执行时间与全名 在护理记录单上记录体重测量的日期、时间、老人反应，并签名	5	分类处理不正确	1
			未洗手	1
			未记录	3
理论（5 分）	口述调整体重计灵敏度、特异度的方法	5	每少一项 扣 1 分	5
总体评价（5 分）	1. 操作熟练、规范 2. 协助上下体重计 / 秤的动作轻缓	5	动作不轻缓	5

四、注意事项

1. 调校磅秤指针为“0”，注意电子体重计的电池电量是否充足。

2. 每次使用杠杆秤时均需校正，操作者每次读数前都应校对砝码标重以避免差错。

3. 测量前，老人不得进行剧烈体育活动和体力劳动，并需评估其是否能站稳，防止跌倒发生；测量时应站立于秤台中央，上下杠杆动作要轻。

4. 体重不正常增减，应结合具体情况，酌情协助老人做进一步检查。

5. 新入院老人应常规测量体重；住院的老人每周测量一次体重；腹水、水肿、透析者则每日测量一次体重。

6. 固定测量时间，一般在老人早餐前测量，每次测量时使用相同的磅秤，穿相等重量的衣物。

7. 发现肥胖及消瘦者，同时评估体质指数、腹围等，观察有无伴随心脑血管疾病的症状和体征。

8. 上下秤时，均需动作轻缓。

五、健康教育

1. 给老人讲解体重测量的目的、操作过程。

2. 告诉老人若测量过程中有不适，应及时告知操作者。

（段莉）

第二项　翻身照护技术操作及评价标准

一、概念

卧位，是指老人卧床的姿势。若老人长期卧床，局部组织持续受压，呼吸道分泌物不易咳出，易出现压疮、坠积性肺炎、便秘、肌肉萎缩等。操作者需定期为老人翻身，以变换卧位，以防并发症的发生。

轴线翻身，是指将头与脊柱成一直线，以这条线为轴所进行的卧位变换。主要适用于颅骨牵引、脊柱损伤、脊柱术后、髋关节术后的老人翻身，起到预防压疮、保持舒适、预防脊椎损伤及髋关节脱位的作用。轴线翻身可能发生的并发症有坠床、继发性脊髓神经损伤、椎体关节突骨折、管道脱落、压疮等。

二、目的

1. 变换姿势，增进舒适。
2. 便于更换或整理床单位。
3. 减轻局部组织受压，预防压疮发生。
4. 减少并发症，如坠积性肺炎。
5. 适应治疗护理需求，如背部皮肤护理。

三、操作步骤

项目	内容	分值	质量评价标准	参考分值
操作前准备标准（10分）	1. 操作者自身准备：着装整洁，修剪指甲，洗手	1	不整洁，未洗手，未剪指甲	1
	2. 核对项目	1	未核对	1
	3. 解释：向老人解释翻身的目的、方法、注意事项及配合要点	1	解释不全面	1
	4. 评估：了解老人的情况、意识状态及配合能力；观察身体受损部位、伤口及各管路情况	2	评估不准确	1
			未口述	1
	5. 环境：安全整洁，宽敞明亮，适合操作	1	未评估环境	1
	6. 操作者个人准备：七步洗手法清洗双手，戴口罩	1	未洗手，未戴口罩	1
	7. 物品准备： 车上层：大单、软枕两个、记录本、笔、手消液。根据老人情况需要，准备无菌敷料、医用胶布等，防止敷料脱落、分泌物浸湿等情况发生 车下层：生活垃圾桶、医疗垃圾桶	3	少一项或多一项用物扣1分	3

（续表）

项目	内容	分值	质量评价标准	参考分值
实施质量标准（75 分）	1. 核对：推车至老人床旁，核对床尾卡，核对老人的姓名，确认无误，做好解释，再次告知操作中配合方法	2	未核对	1
			未解释	1
	2. 固定床脚轮，将各种导管及输液装置等安置妥当，必要时将盖被折叠至床尾或一侧	8	未固定脚轮	2
			未妥善安置各管路	4
			未处理盖被	2
	3. 老人仰卧，两手放于腹部，两腿屈曲	2	未协助摆放体位	2
	4. 翻身 ▲一人帮助老人翻身术 （1）先将老人双下肢移向靠近操作者侧的床沿，再将老人肩、腰、臀部向操作者侧移动 （2）一手托肩，另一手托膝，轻轻将老人推向对侧，使老人背向操作者 （3）检查并安置老人肢体各关节处于功能位置 ▲两人帮助老人翻身术 （1）两人站在床的同一侧，一人托住老人的颈肩部和腰部，另一人托住老人的臀部和腘窝部，两人同时将老人抬起移向近侧 （2）分别托扶老人的肩、腰、臀和膝等部位，轻推，使老人转向对侧 （3）检查并安置老人肢体各关节处于功能位置 ▲轴式翻身术 （1）老人去枕、仰卧，操作者小心地将大单铺于老人身下 （2）两名操作者站于病床同侧，分别抓紧靠近老人肩、腰背、髋部、大腿等处的大单，将老人拉至近侧，拉起床栏 （3）绕至病床另一侧，将老人近侧手臂移到头侧，另一手放于胸前，两膝间放一软枕 （4）操作者双脚前后分开，两人双手抓紧老人肩、腰背、髋部、大腿等处近侧大单，由其中一人发口令，两人动作一致地将老人整个身体以圆滚轴式翻转至侧卧，使老人面向操作者	44	未先移动双下肢	4
			未将肩、腰、臀部向操作者侧移动	4
			双手托放不正确	2
			未检查	2
			两人站立位置错误	2
			两人分别托放位置错误	4
			动作不轻柔	4
			未协助摆放功能位	4
			未去枕仰卧	4
			两人站立位置错误	2
			手未放于胸前	2
			膝间未放软枕	2
			操作者双腿姿势不正确	4
			两人动作不一致	4
	5. 按侧卧位要求，用软枕将老人的背部和肢体垫好，使老人舒适安全 口述：必要时使用床栏	6	未协助老人舒适安全卧位	4
			未口述	2
	6. 检查并安置老人肢体各关节处于功能位置	4	未检查	2
			未摆放功能位	2
	7. 观察背部皮肤 口述：必要时进行背部护理	4	未观察	2
			未口述	2
	8. 整理用物	2	未整理用物	2
	9. 安置老人：帮助老人整理衣服，使之取舒适体位，向老人交代注意事项	3	未安置老人	1
			未整理老人衣服	1
			未交待注意事项	1

（续表）

项目	内容	分值	质量评价标准	参考分值
操作后、处理标准（5分）	1. 对物品进行分类处理：未污染、可继续使用物品归回原处 2. 按七步洗手法彻底清洗双手 3. 记录：在执行单签执行时间与全名 在护理记录单上记录翻身日期、时间；老人皮肤状况，并签名	5	未整理用物	1
			未洗手	1
			未记录	3
理论（5分）	翻身的目的	5	每少一项扣1分	5
总体评价（5分）	1. 结果准确 2. 记录准确 3. 与老人的沟通交流到位 4. 能口述注意事项	5	结果不准备	1
			记录不准确	1
			沟通不顺畅	1
			未口述	2

四、注意事项

1. 协助老人翻身时应注意观察，根据其皮肤受压情况确定翻身时间。如发现皮肤有红肿或破损，应及时处理，并酌情增加翻身次数，记录于翻身卡上，同时做好交接班工作。

2. 协助老人翻身时，应先将其身体抬离床面后再进一步操作，切忌拖、拉、拽等动作，以免造成人为的皮肤擦伤；若为两人协助翻身，应注意动作的协调、轻稳。

3. 协助有特殊情况的老人更换体位时应给予特殊处理：①若老人身上有各种导管，翻身或移动前应先将管道妥善安置，变换体位后仔细检查，防止导管发生扭曲、折叠、受压、移位、脱落等，保持管道通畅；②为术后老人翻身前，应先检查伤口敷料是否干燥、浸湿或脱落，及时予以更换后再翻身，翻身后注意伤口不受压；③颅脑术后的老人，取健侧卧位或平卧位，翻身时注意不可剧烈翻转头部，以免发生脑疝致死；④牵引的老人，翻身时不可放松牵引；⑤石膏固定或有较大伤口的老人，翻身后应使用软垫支撑，防止肢体或伤口受压。

4. 协助老人翻身时，操作者应注意节力原则，如翻身时尽量让老人靠近自己，使身体中线通过支撑面来保持平衡，同时缩短重力臂，起到安全、省力的作用。

五、健康教育

1. 给老人讲解翻身的目的、操作过程，以减轻焦虑。

2. 告诉老人若翻身时或翻身后有不适，应及时告知操作者。

（段莉）

第三项　卧床老人更换床单照护技术操作及评价标准

一、适应症

更换床单的适应人群：危重症、长期卧床及因疾病限制只能在床上活动的老人。

二、目的

1. 保持老人的清洁，使老人感觉舒适。
2. 预防压疮等并发症的发生。

三、操作步骤

项目	内容	分值	质量评价标准	参考分值
操作前准备标准（10 分）	1. 操作者准备：着装整洁，修剪指甲，七步洗手法清洗双手	1	不整洁，未洗手，未剪指甲	1
	2. 核对项目	1	未核对	1
	3. 核对：房号、床号、姓名 解释：向老人及家属解释更换床单的目的、方法、注意事项及配合要点	2	未核对	1
			解释不全面	1
	4. 环境：安全整洁，宽敞明亮，同病室内无老人进行治疗或进餐等酌情关闭门窗，按季节调节室内温度必要时拉隔帘遮挡老人	1	未评估环境	1
	5. 操作者准备：再次洗手，戴口罩	1	未洗手，未戴口罩	1
	6. 物品准备： 操作车上层：叠整齐并按使用顺序由上至下放置（大单、橡胶单、中单、被套、枕套）；备床刷及床刷套 操作车下层：放盛有消毒液的小桶，需要时备便器及清洁衣裤	4	少一项或多一项用物扣 1 分	4

（续表）

项目	内容	分值	质量评价标准	参考分值
实施质量标准（75 分）	1. 推车至老人床旁，再次核对，将操作车放于床尾正中，距离床尾 20 cm 左右	2	未核对	1
			车与床尾距离不便于操作者走动、取物	1
	2. 体位：放平床头和膝下支架	2	未取适当卧位	1
			其他未口述	1
	3. 移开床旁桌，距床 20 cm 左右，移开床旁椅	2	不方便操作	2
	4. 移老人至对侧：松开床尾盖被，将老人枕头移向对侧，并协助老人移向对侧，老人侧卧、背向操作者，盖好盖被	3	移老人方法不正确	1
			未避免老人受凉	2
	5. 松开近侧污单：从床头至床尾将大单、中单、橡胶单一并从床垫下拉出，逐层向内卷起，塞于老人身下	2	未逐层	2
	6. 湿扫床褥：将床刷套在消毒液中浸湿，拧干套于床刷上清扫床褥（清扫原则：自床头至床尾，自床中线至床缘）	2	清扫原则不正确	1
			未注意枕下及老人身下	1
	7. 铺近侧清洁大单： （1）将大单纵向中线与床中线对齐，左缘齐床头放于床褥上，向床头及床尾依次打开 （2）将大单近侧部分下拉展开，对侧部分扇形折叠塞于老人身下 （3）铺近侧床头角：① 操作者右手将床头的床垫托起，左手伸过床头中线将大单塞于床垫下；② 左手扶持床头角，右手在距床头约 30 cm 处，向上提起大单边缘，使其同床缘垂直呈等边三角形，并将该三角形平铺于床垫上；③ 将垂于侧方的大单塞于床垫下；④ 将平铺于床面上的呈三角形的大单下拉塞于床垫下 （4）铺近侧床尾角：移至床尾，同步骤（3）铺床头角法，左右手手法对调，铺好床尾角 （5）移至床中间处，两手向下拉紧大单中部边缘，之后两手掌心向上快速插入床垫下并迅速扇形展开，将垂于床缘的大单塞于床垫下	14	中线未对齐	3
			床头未包紧	3
			床角不平、不紧	4
			大单不平、不紧	4
	8. 铺近侧清洁橡胶单：近侧部分下拉垂于床缘，对侧部分扇形折叠塞于老人身下	2	不平、不紧、不齐	2
	9. 铺近侧清洁中单：将清洁中单铺于橡胶单上，完全覆盖橡胶单，近侧部分下拉垂于床缘，对侧部分扇形折叠塞于老人身下。将橡胶单及中单下垂部分一并塞于床垫下	2	不平、不紧、不齐	2
	10. 操作者转至床对侧，移老人至远侧：协助老人平卧，将老人枕头移向远侧，并协助老人移向远侧，老人侧卧、背向操作者，躺卧于已铺好床单的一侧，盖好盖被	2	移老人手法粗暴	1
			未避免老人受凉	1
	11. 将中单、橡胶单、大单分别污染面向内自床头向床尾，由外向内翻卷	1	未从床头至床尾	1
	12. 撤污单： （1）将中单、橡胶单逐个掐紧两端对折取下，放于操作车污衣袋内（或操作车下层） （2）将大单由床头至床尾折卷取下，放于操作车污衣袋内（或操作车下层）	3	未逐层	3
	13. 湿扫床褥	2	清扫原则不正确	2

（续表）

<table>
<tr><th>项目</th><th>内容</th><th>分值</th><th>质量评价标准</th><th>参考分值</th></tr>
<tr><td rowspan="16">实施质量标准（75 分）</td><td rowspan="3">14. 铺清洁大单、橡胶单及中单：自老人身下逐层拉出并铺好大单、橡胶单及中单方法同步骤 7、8、9</td><td rowspan="3">18</td><td>中线未对齐</td><td>6</td></tr>
<tr><td>床头、床角不平紧</td><td>6</td></tr>
<tr><td>床单不平整</td><td>6</td></tr>
<tr><td rowspan="2">15. 摆体位：协助老人平卧，将老人枕头移向床中间</td><td rowspan="2">2</td><td>老人不舒适</td><td>1</td></tr>
<tr><td>未避免受凉</td><td>1</td></tr>
<tr><td rowspan="5">16. 更换被套：
（1）清洁被套：将清洁被套正面向外，上缘与盖被上缘平齐，对齐中线置于老人盖被上，近侧部分向床缘下拉展开，对侧部分向对侧床缘展开。将被套尾部开口端上层打开至 1/3 处
（2）棉胎：自污被套内将棉胎取出，在清洁被套上将其竖折三折（对侧一折在上），再按“S”形横折三折（近床头侧折在上）叠好，放置于清洁被套尾端打开的 1/3 处，棉胎底边与被套开口边缘平齐
（3）拉棉胎上缘中部至被套被头中部
（4）撤出污被套，放于操作车污衣袋内（或操作车下层）
（5）铺平棉胎：充实远端棉胎角于被套顶角处，展开远侧棉胎平铺于被套内；充实近侧棉胎角于被套顶角处，展开近侧棉胎，平铺于被套内。系好尾端系带
（6）折被筒：两侧与床缘平齐，尾端向内折（或塞于床垫下）与床尾平齐</td><td rowspan="5">11</td><td>棉胎折叠不正确</td><td>2</td></tr>
<tr><td>棉胎直接接触老人皮肤</td><td>2</td></tr>
<tr><td>棉胎展开不正确</td><td>2</td></tr>
<tr><td>被套不充实</td><td>3</td></tr>
<tr><td>老人受凉</td><td>2</td></tr>
<tr><td rowspan="2">17. 更换枕套：取出枕头至床尾，取下污枕套放于操作车污衣袋内（或操作车下层），换好的枕头要四角充实、平整，放回老人头下，开口背门</td><td rowspan="2">2</td><td>四角不充实</td><td>1</td></tr>
<tr><td>开口未背门</td><td>1</td></tr>
<tr><td rowspan="2">18. 铺床后处理：
（1）移回床旁桌、椅
（2）根据天气情况和老人情况，摇起床头和膝下支架，打开门窗
（3）推操作车离开病室</td><td rowspan="2">3</td><td>摆放不整齐</td><td>2</td></tr>
<tr><td>叙述不全面</td><td>1</td></tr>
<tr><td rowspan="3">操作后处理、标准、（5 分）</td><td rowspan="3">1. 分类处理：
污染大单、橡胶单、中单、被套、枕套、床刷套、床刷（衣、裤）送清洗消毒；小桶：清洗，更换消毒液；未污染、可继续使用物品归回原处
2. 按七步洗手法彻底清洗双手
3. 记录：在执行单签执行时间与全名</td><td rowspan="3">5</td><td>未整理用物</td><td>1</td></tr>
<tr><td>未洗手</td><td>1</td></tr>
<tr><td>未记录</td><td>3</td></tr>
<tr><td>理论（5 分）</td><td>1. 更换床单的适应人群
2. 更换床单的目的：
（1）保持老人的清洁，使老人感觉舒适
（2）预防压疮等并发症发生</td><td>5</td><td>每少一项扣 1 分</td><td>5</td></tr>
<tr><td rowspan="5">总体评价（5 分）</td><td rowspan="5">1. 操作程序、手法正确、动作轻巧
2. 中线与床中线对齐
3. 四角折叠整齐
4. 床铺得平、紧、整齐美观
5. 被套及枕套充实
6. 老人感到舒适、安全
7. 与老人进行有效沟通，满足老人身心需要
8. 时间：10 分钟</td><td rowspan="5">5</td><td>不节时不省力</td><td>1</td></tr>
<tr><td>边角不充实</td><td>1</td></tr>
<tr><td>有皱褶</td><td>1</td></tr>
<tr><td>操作幅度不适当</td><td>1</td></tr>
<tr><td>沟通交流不恰当 / 超时</td><td>1</td></tr>
</table>

四、注意事项

1. 铺床的原则为实用、耐用、舒适、安全。

2. 底单中缝与床中线对齐，四角平整、紧扎。

3. 被头充实，盖被平整、两边内折对称。

4. 枕头平整充实，开口背对门。

5. 注意节时、省力。

6. 病室及床单位环境整洁、美观。

7. 老人感觉舒适、安全。

8. 与老人进行有效沟通，满足老人身心需要。

五、健康教育

1. 告知老人在更换床单过程中，如感觉不适应立刻向操作者说明，防止意外发生。

2. 告知老人被服一旦被伤口渗出液、尿液、粪便等污染，应及时通知操作者，请求更换。

（黄莹）

第四项　床上洗头照护技术操作及评价标准

一、目的

1. 保持头发整齐清洁，增进美观，促进舒适。
2. 去除头发污物，减少异味，预防感染。
3. 刺激头部的血液循环，促进头发的代谢，保持头发健康。

二、操作步骤

项目	内容	分值	质量评价标准	参考分值
准备标准（12分）	1. 操作者准备：着装整洁（衣、帽、裤、鞋），修剪指甲，七步洗手法清洗双手	3	衣、帽、裤、鞋不整洁	1
			指甲过长	1
			未洗手	1
	2. 核对项目	1	未核对	1
	3. 核对：房号、床号、姓名 解释：床上洗头的目的、方法及配合要点 评估：活动能力、合作程度及皮肤卫生状况 关闭门窗，调节室温在24℃以上	3	未核对	1
			未解释	1
			未观察老人情况	1
	4. 操作者准备：再次洗手，戴口罩	2	未洗手	1
			未戴口罩	1
	5. 物品准备： 操作车上层：马蹄形垫或自制马蹄形垫，盘内备大、小橡胶单、浴巾、毛巾、别针、纱布、胶布、棉球（不吸水棉花为宜）、量杯、水壶（内盛43～45℃热水）、面盆或污水桶、洗发液、梳子，需要时备电吹风 操作车下层：生活垃圾桶、医疗垃圾桶	3	少一项用物扣1分	3

（续表）

项目	内容	分值	质量评价标准	参考分值
实施质量标准（80分）	1. 携用物至老人床旁，核对床号、姓名，解释洗头的目的	4	未核对	2
			解释不恰当，态度不和蔼	2
	2. 移开床旁桌、椅	2	未移开床旁桌、椅	2
	3. 松开衣领，向内折，将毛巾围于颈下，用别针别好	4	卧位不正确	2
			衣领下不围毛巾、不整齐	2
	4. 将小橡胶单和浴巾铺于枕上	4	未铺橡胶单	2
			未铺浴巾	2
	5. 老人取仰卧位，上半身斜向床边，将枕头垫于老人肩下，将大橡胶单覆盖于马蹄形卷上一并置于老人后颈下，帮助老人颈部枕于马蹄形垫的突起处，头部置于水槽中，马蹄形垫的下端置于污水桶中	10	体位不正确	3
			枕头放置位置不正确	3
			马蹄形卷放置不正确	4
	6. 用棉球塞住双耳孔道，用纱布盖上双眼，用胶布固定	6	耳道未塞棉球	3
			未用纱布盖眼睛	3
	7. 松开头发，先用温水冲湿，再均匀涂上洗发液，由发际至脑后部反复揉搓，同时用指腹轻轻地按摩头皮，一只手抬起头部，另一只手洗净脑后部头发，然后用温水冲洗头发，直至冲净	20	未浸湿头发	4
			洗发液涂抹不均匀、不全	4
			未按摩头发	4
			脑后部未清洗干净	4
			头发未冲洗干净	4
	8. 解下颈部毛巾，擦去头发上的水分，取下眼上的纱布和耳内的棉球，用毛巾包好头发，擦干面部	10	未及时取塞耳道棉球	3
			未及时取盖眼睛纱布	3
			未用毛巾包头、擦面	4
	9. 撤去马蹄形垫，将枕头从老人肩下移向床头，协助老人仰卧位于床正中，枕于枕上。解下包头的毛巾，再用浴巾擦干头发，用梳子梳理整齐。用电吹风将头发吹干，梳理成型	16	动作不轻快	4
			体位不舒服	4
			头发未梳理	4
			未给老人保暖	4
	10. 协助老人取舒适卧位，清理用物，未污染、可继续使用物品归回原处；整理床单位	2	未整理床单位	1
			未取舒适卧位	1
	11. 洗手，记录	2	未洗手	1
			未记录	1
评价标准（8分）	1. 操作时动作轻稳，保证老人安全	3	方法不正确	3
	2. 正确运用节力原则	2	未运用节力原则	2
	3. 时间：3分钟	3	超时	3

三、注意事项

1. 在操作中运用人体力学原理，洗头过程中，身体应尽量靠近床边，保持良好的姿势。
2. 保护床单位、枕头、衣服不被沾湿。
3. 防止操作中水流入眼及耳内。

4. 洗头过程中，应注意观察老人的情况变化，如面色、脉搏、呼吸的变化，如有异常应停止洗头。

5. 及时擦干头发，勿使老人着凉感冒。

6. 使老人舒适、整洁。

（王艳娜）

第五项　口腔清洁照护技术操作及评价标准

一、目的

1. 保持口腔清洁、舒适，预防口腔感染。
2. 去除口腔异味，增进食欲，保持口腔正常功能。
3. 观察口腔情况，了解情况变化。

二、操作步骤

项目	内容	分值	质量评价标准	参考分值
准备标准（12分）	1. 操作者准备：着装整洁（衣、帽、裤、鞋），修剪指甲，七步洗手法清洗双手	3	衣、帽、裤、鞋不整洁	1
			指甲过长	1
			未洗手	1
	2. 核对项目	2	未核对	2
	3. 核对：病室、床号、姓名 解释：口腔清洁的目的、方法及配合要点 评估：合作程度及口腔卫生状况	3	未核对	1
			未解释	1
			未观察老人情况	1
	4. 操作者准备：再次洗手，戴口罩	2	未洗手	1
			未戴口罩	1
	5. 物品准备： 操作车上层：无菌持物钳、无菌口腔护理包1个（内放：治疗碗2个、棉球20个、小镊子1把、弯止血钳1把、压舌板1个、纱布1～2块、治疗巾1块、弯盘1个、必要时备开口器）、吸水管1根、小水壶（内放温开水）、无菌棉签、液体石蜡、手电筒、常用漱口液（见理论部分）、1%龙胆紫 操作车下层：生活垃圾桶、医疗垃圾桶	2	少一项用物扣1分	2
实施质量标准（75分）	1. 携用物至老人床旁，核对床号和姓名，并作好解释。“您不能起来刷牙，我给您擦洗一下，不然口里容易产生异味，吃饭也不香，还容易感染，在擦洗的过程当中，你若口水多时拍拍床示意一下，吐出来，以免呛咳”	4	未核对、解释	2
			语言不恰当、态度不和蔼	2
	2. 协助老人侧卧或仰卧，头偏向一侧，面向操作者	2	卧位不正确	2
	3. 打开口腔护理包，用无菌持物钳摆放各物品	3	持物钳、打包方法不正确	2
			物品摆放不合理	1

（续表）

实施质量标准（75分）	4. 取治疗巾围于老人颌下，弯盘放于老人口角处	2	颈下未铺巾	1
			未放弯盘	1
	5. 治疗碗内倒好温开水，口唇干裂者先给予湿润，吸水管放于治疗碗中，协助老人吸水漱口。用纱布擦净口角	3	未湿润口唇	1
			未漱口	1
			面颊未擦拭干净	1
	6. 有假牙者取下，按假牙护理	2	假牙未取下	2
	7. 嘱老人张口，操作者一手持手电筒，一手用压舌板撑开颊部，观察口腔内情况	4	未观察口腔	2
			检查不仔细	2
	8. 根据黏膜变化选择漱口液	2	选错漱口液	2
	9. 将漱口液倒入装有棉球的治疗碗内，配制棉球，湿度以不滴水为宜	2	棉球湿度不适宜	2
	10. 用血管钳夹取棉球擦洗牙齿，嘱老人咬合上下齿，用压舌板轻轻撑开左侧颊部，擦洗牙齿左外侧面，沿牙齿由内向外纵向擦洗至门齿	6	压舌板使用不正确	2
			夹取棉球方法不正确	2
			擦洗方法、顺序不正确	2
	11. 同法擦洗右侧面	6	压舌板使用不正确	2
			夹取棉球方法不正确	2
			擦洗方法、顺序不正确	2
	12. 嘱老人张开上下齿，按顺序擦洗牙齿左上内侧面、左上咬合面、左下内侧面、左下咬合面，以弧形擦洗左侧颊部	10	擦洗方法、顺序一处不正确扣2分	10
	13. 同法擦洗右侧面	10	擦洗方法、顺序一处不正确扣2分	10
	14. 擦洗舌上、舌下及硬腭部	6	擦洗方法、顺序一处不正确扣2分	6
	15. 协助老人用吸水管吸水漱口，将漱口水吐入弯盘内，用纱布擦净口角	2	未漱口	1
			未擦干面颊部	1
	16. 再次观察口腔，看是否擦洗干净，如有炎症、溃疡，根据情况涂药	2	未观察口腔	1
			未正确涂药	1
	17. 口唇干燥涂石蜡油	1	未涂油	1
	18. 撤去弯盘及治疗巾	2	未撤去弯盘、治疗巾	2
	19. 协助老人取舒适卧位，整理床单位	2	未使老人舒适	1
			床铺未整洁	1
	20. 清洁整理用物，分类处理，未污染、可继续使用物品归回原处	2	用物未整洁	1
			未分类处理	1
	21. 洗手，记录	2	未洗手	1
			未记录	1

（续表）

理论 （5 分）	22. 口腔护理常用溶液： （1）生理盐水：清洁口腔，预防感染 （2）1% ～ 3% 过氧化氢溶液：防腐、防臭，适用于口腔感染有溃烂、坏死组织者 （3）1% ～ 4% 碳酸氢钠溶液：碱性溶液，使用于真菌感染 （4）0.02% 洗必泰溶液：清洁口腔，广普抗菌 （5）0.02% 呋喃西林溶液：清洁口腔，广普抗菌 （6）0.1% 醋酸溶液：适用于绿脓杆菌感染 （7）2% ～ 3% 硼酸溶液：酸性防腐溶液，有抑菌作用 （8）0.08% 甲硝唑溶液：适用于厌氧菌感染	5	每答错一条扣 1 分	5
评价标准 （8 分）	1. 棉球配置湿度合适，按要求更换棉球	2	棉球湿度不合适	1
			换棉球方法不正确	1
	2. 擦洗程序、手法正确，操作熟练，动作轻巧	3	手法不正确	2
			口腔不清洁	1
	3. 与老人交流科学易懂，指导正确	1	指导不正确	1
	4. 时间：8 分钟（从老人取体位至整理用物、分类处理）	2	超时	2

三、注意事项

1. 操作前做好口腔检查便于口腔护理后处理。对于长期使用抗生素者，应注意有无霉菌感染。

2. 操作时有假牙者取下。暂不用时，应刷洗干净后浸入清水内备用。

3. 操作时动作要轻、稳，止血钳不可触及黏膜，以防损伤黏膜。擦拭舌、硬腭时勿过深，防止引起恶心。

4. 昏迷老人禁忌漱口，牙关紧闭者不可用暴力使其张口。

5. 一次只能夹取一个棉球，棉球要夹紧不宜过湿，防止遗留或口水过多吸入呼吸道。痰多或口水多时要及时吸出，以防误吸。

（王艳娜）

第六项 皮肤清洁照护技术操作及评价标准

一、目的

1. 保持皮肤清洁，预防感染。
2. 促进皮肤的血液循环，增强皮肤的排泄功能。
3. 活动肢体使之感到舒服，防止肌肉萎缩和关节僵硬。
4. 了解全身的皮肤状况。

二、擦浴操作步骤

项目	内容	分值	质量评价标准	参考分值
准备（12 分）	1. 操作者准备：着装整洁（衣、帽、裤、鞋），修剪指甲，七步洗手法清洗双手	3	衣、帽、裤、鞋不整洁	1
			指甲过长	1
			未洗手	1
	2. 核对项目	2	未核对	2
	3. 核对：房号、床号、姓名 解释：皮肤清洁的目的、方法及配合要点 评估：活动能力、合作程度及皮肤卫生状况 关闭门窗，调节室温在 24℃以上	3	未核对	1
			未解释	1
			未观察老人情况	1
	4. 再次洗手，戴口罩	2	未洗手	1
			未戴口罩	1
	5. 物品准备： 操作车上层： 治疗盘内：浴巾 2 条、毛巾 2 条、浴皂、小剪子、梳子、浴毯、50%乙醇、护肤用品（爽身粉、润肤剂）、水温计 治疗盘外：脸盆 2 个、水桶 2 个（一桶盛 50 ～ 52℃热水，并按年龄、季节和生活习惯增减水温；另一桶接盛污水用）、清洁衣裤和被服 背部按摩用物：毛巾、大浴巾、50％乙醇、脸盘（内盛 50 ～ 52℃的温水）、屏风 操作车下层：生活垃圾桶、医用垃圾桶、备便盆、便盆巾	2	少一项用物扣 1 分	2
	1. 携用物至老人床旁，核对床号、姓名，将用物放于易取、稳妥之处。按需要给予便盆	4	未核对	2
			用物未稳妥放置	2
	2. 拉上窗帘，用屏风遮挡老人	3	未遮挡老人	3

（续表）

项目	内容	分值	质量评价标准	参考分值
操作方法（79分）	3. 将老人身体移向床缘，尽量靠近操作者，避免不必要的伸展	2	未将老人身体移向操作者	2
	4. 根据情况放平床头及床尾支架，松开盖被，移至床位。浴毯遮盖老人	2	未遮盖老人	2
	5. 将脸盆和浴皂放于床旁桌上，向脸盆内倒入温水约 2/3 满。测量水温	3	水温不适宜	2
			量不适宜	1
	6. 将一条浴巾铺于老人枕上，另一条浴巾盖于老人胸部。将毛巾叠成手套状，包在操作者手上放入水中，彻底浸湿	5	未铺浴巾于老人枕上	2
			未盖浴巾于老人胸部	2
			未彻底浸湿毛巾	1
	7. 擦洗面部及颈部。先擦洗老人眼部（由内眦向外眦擦拭，两眼更换毛巾部位，防止交叉感染），询问老人面部擦洗是否用浴皂。按顺序擦洗前额、面部、鼻翼、耳后、下颌直至颈部，然后再用较干毛巾依次擦洗一遍	10	眼部擦洗方法不正确	4
			面部及颈部擦洗顺序不正确	6
	8. 为老人脱去上衣，盖好浴毯。先脱近侧，后脱对侧。如有外伤，先脱健肢，后脱患肢。浴巾垫于老人擦拭部位下。先用涂浴皂的湿毛巾擦洗，再用清水擦净浴皂，最后用浴巾擦干	6	协助老人脱衣方法不正确	6
	9. 移去近侧上肢浴毯，进行擦洗。将浴巾对折，放于老人床边处。将脸盆置于浴巾上。协助老人将手浸于脸盆中，洗净并擦干。同法擦洗对侧上肢	4	未从远心端向近心端擦洗	1
			擦洗力度不足	1
			皮肤皱褶处未擦净	1
			皮肤上皂液未擦净	1
	10. 擦洗胸、腹部	6	未正确擦洗胸、腹部	6
	11. 协助老人取侧卧位，背向操作者。依次同法擦洗后颈部、背部至臀部。擦洗完进行背部按摩	4	一处未正确擦洗	4
	12. 背部按摩 （1）老人取俯卧位或侧卧位，按摩者站于老人右侧（或背侧），两手掌蘸少许 50% 乙醇，以手掌的大、小鱼际以环形方式按摩。从骶尾部开始，沿脊柱两侧向上按摩至肩部，按摩肩胛部位时用力稍轻。再从上臂沿背部两侧向下按摩至髂嵴部。如此有节律地按摩数次。再用拇指指腹蘸 50% 乙醇由骶尾部开始沿脊柱按摩至第七颈椎处 （2）受压处局部按摩，用手掌大、小鱼际蘸少许 50% 乙醇紧贴皮肤按摩，压力均匀的按向心方向按摩，由轻到重，再由重到轻，每次 3 ～ 5 分钟。按摩完毕，用毛巾擦去皮肤上的乙醇，撤去浴巾，为老人换上清洁上衣	8	按摩方法不正确	2
			按摩顺序不正确	2
			按摩力度不适宜	2
			按摩时间不正确	2
	13. ①协助老人平卧并脱去裤子；②更换脸盆和温水；③铺浴巾；④以同法再擦洗两下肢；⑤用温水泡脚并擦干；⑥撤去浴巾	4	未协助老人平卧并脱去裤子	1
			未更换脸盆和温水	1
			未铺浴巾	1
			未用温水泡脚	1

（续表）

项目	内容	分值	质量评价标准	参考分值
操作方法（79分）	14. 为老人穿好衣裤（根据情况更换衣、裤）取舒适卧位	4	未脱去手套	2
			未给老人穿好衣裤	2
	15. 整理好床单位	4	未整理好床单位	4
	16. 清理用物，分类处理，未污染、可继续使用物品归回原处	4	未清理用物	2
			未分类处理	2
	17. 洗手，记录	2	未洗手	1
			未记录	1
理论（4分）	1. 床上擦浴的目的	2	口述不正确	2
	2. 床上擦浴的适应症	2	口述不正确	2
总体评价（5分）	1. 操作轻稳，动作轻巧	2	方法不正确	2
	2. 沟通恰当，观察反应，满足需要	1	未恰当沟通、观察	1
	3. 未湿衣服、床单位。地面清洁	1	浸湿衣服、床单位	1
	4. 时间：30分钟（从携用物至整理完床单位）	1	超时	1

三、注意事项

1. 擦洗过程中注意情况的变化。擦浴时动作要敏捷、轻柔，不要暴露过久，防止感冒。

2. 为老人脱衣时先脱近侧，后脱对侧；穿衣时，先穿对侧，后穿近侧。如有外伤，先脱健侧，后脱患侧；穿衣时先穿患侧，后穿健侧。

3. 每擦洗一处均需变换毛巾的部位；如用棉球擦洗，每擦洗一处均应更换棉球。

（王艳娜）

第七项　会阴部清洁技术操作及评价标准

一、目的

1. 去除异味，预防和减少感染。

2. 防止皮肤破损，增进舒适。

二、操作步骤

项目	内容	分值	质量评价标准	参考分值
准备（12分）	1. 操作者准备：着装整洁（衣、帽、裤、鞋），修剪指甲，七步洗手法清洗双手	3	衣、帽、裤、鞋不整洁	1
			指甲过长	1
			未洗手	1
	2. 核对项目	2	未核对	2
	3. 核对：房号、床号、姓名 解释：会阴部清洁的目的、方法及配合要点 评估：活动能力、合作程度及皮肤卫生状况 关闭门窗，调节室温在24℃以上	3	未核对	1
			未解释	1
			未观察老人情况	1
	4. 操作者准备：再次洗手，戴口罩	2	未洗手	1
			未戴口罩	1
	5. 物品准备： 操作车上层：橡胶单、中单、清洁棉球、大量杯、镊子、浴巾、毛巾、水壶（内盛50～52℃温水）、清洁剂或呋喃西林棉球、手套、水温计 操作车下层：生活垃圾桶、医疗垃圾桶、便盆、便盆巾 屏风	2	少一项用物扣1分	2
操作方法（80分）	1. 携用物至老人床旁，核对床号、姓名，将用物放于易取、稳妥之处。按需要给予便盆	2	未核对	2
	2. 拉上窗帘，用屏风遮挡老人	2	未遮挡老人	2
	3. 将老人身体移向床缘，尽量靠近操作者，避免不必要的伸展	2	未将老人身体移向操作者	2
	4. 根据情况放平床头及床尾支架，松开盖被	2	未放平床头	2
	男性老人会阴护理 5. 老人取仰卧位。身下铺橡胶单、中单，将盖被折于会阴部以下，将浴巾盖于老人胸部	9	体位不正确	3
			未铺橡胶单、中单	3
			未给老人遮盖	3
	6. 戴上一次性手套，毛巾或用呋喃西林棉球擦洗。擦洗顺序：①两侧大腿上部；②轻轻提起阴茎，由尿道口外环形擦洗阴茎头部（龟头）；③阴茎体部（由上向下擦洗）；④阴囊部。擦洗肛门时，老人可取侧卧位，操作者一手将臀部分开，另一手用浴巾将肛门擦洗干净	16	未带一次性手套	4
			擦洗顺序不正确	4
			未擦洗干净	4
			未擦洗肛门	4

（续表）

项目	内容	分值	质量评价标准	参考分值
操作方法（80分）	7. 脱去一次性手套，为老人穿好衣裤，根据情况更换衣裤，老人取舒适卧位	6	未脱去一次性手套	2
			未给老人穿好衣裤	2
			未给老人取舒适卧位	2
	女性老人会阴护理 8. 老人取仰卧位，屈膝，两腿分开。将盖被折于会阴部以下，将浴巾盖于老人胸部	4	体位不正确	2
			未给老人遮盖	2
	9. 先将橡胶单、中单置于老人臀下，再置便盆于臀下	4	未铺橡胶单、中单	2
			未放置便器	2
	10. 擦洗顺序：阴阜—对侧大阴唇、近侧大阴唇—对侧小阴唇、近侧小阴唇—尿道口—会阴口—肛门	8	擦洗顺序不正确	8
	11. 测量水温后，操作者一手持装有温水的大量杯，一手持夹有棉球的大镊子，边冲水边用棉球擦洗，擦洗一处更换一个棉球	12	水温不适宜	4
			操作方法不正确	4
			冲洗顺序不正确	4
	12. 冲洗后擦干各部位。撤去便盆及橡胶单和中单	4	未擦干各处	2
			未去便盆及橡胶单和中单	2
	13. 脱去一次性手套，为老人穿好衣裤，根据情况更换衣裤，老人取舒适卧位	3	未脱去一次性手套	1
			未给老人穿好衣裤	1
			未给老人取舒适卧位	1
	14. 整理好床单位	2	未整理好床单位	2
	15. 清理用物，分类处理，未污染、可继续使用物品归回原处	2	未清理用物	1
			未分类处理	1
	16. 洗手，记录	2	未洗手	1
			未记录	1
总体评价（8分）	1. 操作轻稳，动作轻巧	2	方法不正确	2
	2. 沟通恰当，观察反应，满足需要	2	未恰当沟通、观察	2
	3. 未湿床单位	1	浸湿床单位	1
	4. 时间：30 分钟（从携用物至整理完床单位）	3	超时	3

三、注意事项

1. 每擦洗一处均需变换毛巾的部位；如用棉球擦洗，每擦洗一处均应更换棉球。
2. 如老人有会阴部或直肠手术，应使用无菌棉球轻轻擦净手术部位及会阴部周围。
3. 为尊重老人，进行会阴部清洗操作时应予以遮挡、减少暴露。

（王艳娜）

第八项　热水袋使用照护技术操作及评价标准

一、概念

热疗法是一种利用高于人体温度的物质，作用于机体的局部或全身，以达到促进血液循环、消炎、解痉和缓解疲劳的治疗方法。

热疗法可分为干热疗法和湿热疗法两种。常用的干热疗法有热水袋、烤灯等，湿热疗法有热湿敷、热水坐浴、局部温水浸泡等。

二、目的

保暖、解痉、镇痛。

三、操作步骤

项目	内容	分值	质量评价标准	参考分值
操作前准备标准（10分）	1. 操作者自身准备：着装整洁，修剪指甲，洗手	1	不整洁，未洗手，未剪指甲	1
	2. 核对项目	1	未核对	1
	3. 解释：向老人解释热水袋使用的目的、方法、注意事项及配合要点	1	解释不全面	1
	4. 评估：了解老人的一般情况，如年龄、治疗情况、意识状态；局部皮肤情况，如颜色、温度、有无硬结、淤血，有无伤口、感觉障碍及对热的耐受程度；心理状态、活动能力及配合程度	1	评估不准确	1
	5. 环境：安全整洁，宽敞明亮，适合操作	1	未评估环境	1
	6. 操作者个人准备：七步洗手法清洗双手，戴口罩	1	未洗手，未戴口罩	1
	7. 物品准备： 车上层： 治疗盘内备：热水袋及布套、水温计、量杯、毛巾；治疗盘外备：盛水容器、热水1 000～1 500 mL（60～70℃）、手消毒液 车下层：生活垃圾桶、医疗垃圾桶	4	少一项或多一项用物扣1分	4

（续表）

<table>
<tr><th>项目</th><th>内容</th><th>分值</th><th>质量评价标准</th><th>参考分值</th></tr>
<tr><td rowspan="13">实施质量标准（75分）</td><td rowspan="2">1. 放平热水袋，去掉塞子，一手持热水袋袋口的边缘，另一手灌入热水 1/2 ～ 2/3 满</td><td rowspan="2">16</td><td>灌入热水的方法不规范</td><td>8</td></tr>
<tr><td>灌入热水量太多或太少</td><td>8</td></tr>
<tr><td>2. 将热水袋口端逐渐放平，见热水达到袋口即排尽袋内的空气，拧紧塞子</td><td>5</td><td>操作不规范</td><td>5</td></tr>
<tr><td rowspan="2">3. 擦干热水袋外壁水迹，倒提热水袋并轻轻抖动，无漏水后装入布套内，放置于车上</td><td rowspan="2">14</td><td>未擦干</td><td>7</td></tr>
<tr><td>未倒提检查</td><td>7</td></tr>
<tr><td>4. 核对：推车至老人床旁，核对床尾卡，核对老人的姓名，确认无误，做好解释，再次告知操作中配合方法</td><td>5</td><td>未核对、未解释</td><td>5</td></tr>
<tr><td>5. 手消</td><td>5</td><td>未手消</td><td>5</td></tr>
<tr><td>6. 将热水袋放置所需部位，袋口朝身体外侧</td><td>5</td><td>热水袋口位置放置错误</td><td>5</td></tr>
<tr><td>7. 用热 30 分钟后，撤掉热水袋</td><td>5</td><td>放置时间过长或过短</td><td>5</td></tr>
<tr><td rowspan="3">8. 安置老人：帮助老人整理衣服，使之取舒适体位，整理床单位，并向其交代注意事项</td><td rowspan="3">15</td><td>未安置老人</td><td>5</td></tr>
<tr><td>未整理老人的衣服</td><td>5</td></tr>
<tr><td>未交待注意事项</td><td>5</td></tr>
<tr><td>9. 整理用物</td><td>5</td><td>未整理用物</td><td>5</td></tr>
<tr><td rowspan="3">操作后处标准（5分）</td><td>1. 对物品进行分类处理：将热水袋倒空，倒挂、晾干后排气旋紧塞子；热水袋布套清洁后晾干后备用；未污染、可继续使用物品归回原处</td><td>1</td><td>未分类处理用物</td><td>1</td></tr>
<tr><td>2. 按七步洗手法彻底清洗双手</td><td>1</td><td>未洗手</td><td>1</td></tr>
<tr><td>3. 记录：在执行单签执行时间与全名
在护理记录单上记录热水袋使用的日期、时间；老人反应，并签名</td><td>3</td><td>未记录</td><td>3</td></tr>
<tr><td>理论（5分）</td><td>口述热疗的禁忌症、禁忌部位</td><td>5</td><td>每少一项扣 1 分</td><td>5</td></tr>
<tr><td rowspan="3">总体评价（5分）</td><td>1. 操作熟练，动作轻</td><td>2</td><td>操作不规范</td><td>2</td></tr>
<tr><td>2. 布袋外无水迹</td><td>1</td><td>布袋外有水迹</td><td>1</td></tr>
<tr><td>3. 热水袋水温适宜</td><td>2</td><td>热水袋内水温过高或过低</td><td>2</td></tr>
</table>

四、注意事项

1. 忌用冰袋代替热水袋使用，以免袋口漏水烫伤老人。

2. 给老年人，尤其是昏迷、肢体麻痹的老人使用热水袋时，温度应在 50℃以内，以防烫伤。

3. 经常观察老人的皮肤颜色，如发现皮肤潮红、疼痛，应立即停止使用，并在局部涂抹凡士林以保护皮肤。

4. 若要持续使用热水袋时，应每 30 分钟检查水温一次，及时更换热水，并严格执行交接班制度。

五、健康教育

1. 给老人讲解热水袋使用的目的、操作过程。

2. 告诉老人若使用过程中有不适，应及时告知操作者。

（段莉）

第九项　冰袋使用照护技术操作及评价标准

一、概念

冷疗法是用低于人体温度的物质，作用于机体的局部或全身，以达到止血、止痛、消炎和退热的治疗方法。

冷疗法可分为局部冷疗法和全身冷疗法两种。常用的局部冷疗法有冰袋、冰囊、冰帽、冰槽、冷湿敷和化学制冷袋等；全身冷疗法有乙醇擦浴、温水擦浴等。

二、目的

降温、消炎、止血、镇痛。

三、操作步骤

项目	内容	分值	质量评价标准	参考分值
操作前准备标准（10 分）	1. 操作者自身准备：着装整洁，修剪指甲，洗手	1	不整洁，未洗手，未剪指甲	1
	2. 核对项目	1	未核对	1
	3. 解释：向老人解释冰袋使用的目的、方法、注意事项及配合要点	1	解释不全面	1
	4. 评估：了解老人的一般情况，如年龄、治疗情况、意识状态；局部皮肤情况、循环状况，对冷的耐受度，有无感觉障碍等；心理状态、活动能力及配合程度	1	评估不准确	1
	5. 环境：安全整洁，宽敞明亮，适合操作	1	未评估环境	1
	6. 操作者个人准备：七步洗手法清洗双手，戴口罩	1	未洗手，未戴口罩	1
	7. 物品准备： 车上层： 治疗盘内备：冰袋、布套及毛巾； 治疗盘外备：冰块、脸盆、冷水、勺，手消毒液 车下层：生活垃圾桶、医疗垃圾桶	4	少一项或多一项用物扣 1 分	4

（续表）

项目	内容	分值	质量评价标准	参考分值
实施质量标准（75分）	1. 将冰块放入帆布袋内，用木槌敲成核桃大小，放入盆中用冷水冲去棱角	16	未使用帆布袋	8
			处理冰块后未用冷水冲	8
	2. 用勺将冰块装入冰袋至 1/2 ～ 2/3 满，排气后扎紧袋口，擦干冰袋外壁水迹	5	操作不规范	5
	3. 倒提冰袋，检查无漏水后装入布套内备用	14	未擦干	7
			未倒提检查	7
	4. 核对：推车至老人床旁，核对床尾卡，核对老人的姓名，确认无误，做好解释，再次告知操作中配合方法	5	未核对 未解释	5
	5. 手消	5	未手消	5
	6. 将冰袋放置所需部位（高热老人降温置冰袋于老人前额、头顶部和体表大血管分布处；扁桃体摘除术后将冰袋置于颈前颌下），袋口朝身体外侧	5	冰袋口位置放置错误	5
	7. 用冷不超过 30 分钟，撤掉冰袋	5	放置时间过长或过短	5
	8. 安置老人：帮助老人整理衣服，使之取舒适体位，整理床单位，并向其交代注意事项	15	未安置老人	5
			未整理老人的衣服	5
			未交待注意事项	5
	9. 整理用物	5	未整理用物	5
操作后处理标准（5分）	1. 对物品进行分类处理：将冰袋倒空，倒挂、晾于通风阴凉处；冰袋布套清洁后晾干备用；未污染、可继续使用物品归回原处	1	未分类处理用物	1
	2. 按七步洗手法彻底清洗双手	1	未洗手	1
	3. 记录：在执行单签执行时间与全名 在护理记录单上记录冰袋使用的日期、时间；老人反应，并签名	3	未记录	3
理论（5分）	口述冷疗的禁忌症、禁忌部位	5	每少一项扣 1 分	5
总体评价（5分）	1. 操作熟练，动作轻 2. 布袋外无水迹 3. 注意观察老人情况	5	操作不规范	2
			布袋外有水迹	1
			未注意	2

四、注意事项

1. 注意观察老人局部皮肤变化，每 10 分钟查看一次局部皮肤颜色，如出现苍白、青紫、麻木等情况，应立即停止用冷并给予相应处理。

2. 高热老人降温时，用冷 30 分钟后应测量体温并记录，当体温将至 39℃以下即可停止用冷。

3. 用冷时间最长不超过 30 分钟，需长时间用冷者应休息 1 小时后再重复使用，以防发生不良反应。

五、健康教育

1. 给老人讲解冰袋使用的目的、操作过程。
2. 告诉老人若使用过程中有不适，应及时告知操作者。

（段莉）

第十项　更衣照护技术操作及评价标准

一、目的

1. 满足老人对舒适和清洁的需要。

2. 观察老人的一般情况。

二、操作步骤

项目	内容	分值	质量评价标准	参考分值
准备（12分）	1. 操作者准备：着装整洁（衣、帽、裤、鞋），修剪指甲，七步洗手法清洗双手	3	衣、帽、裤、鞋不整洁	1
			指甲过长	1
			未洗手	1
	2. 核对项目	2	未核对	2
	3. 核对：房号、床号、姓名 解释：更衣的目的、方法及配合要点 评估：老人意识状态及合作程度 关闭门窗，调节室温在24℃以上	3	未核对	1
			未解释	1
			未评估老人情况	1
	4. 再次洗手，戴口罩	2	未洗手	1
			未戴口罩	1
	5. 物品准备： 操作车上层：清洁衣裤、大单、 操作车下层：便器及便器巾、生活垃圾桶、医疗垃圾桶	2	少一项用物扣1分	2
操作方法（80分）	1. 携用物至老人床旁，核对床号、姓名，将用物放于易取、稳妥之处。按需要给予便盆，将大单盖于老人身上	4	未核对	2
			未将大单盖于老人身上	2
	2. 屏风遮挡，协助老人脱衣服 脱开襟上衣： （1）征得老人允许，解开其上衣的纽扣或系带 （2）先协助老人脱下近侧或健侧的衣袖 （3）协助老人向一侧侧卧，将脱下的衣袖塞入背下 （4）协助老人躺平，再向另一侧侧卧，协助脱下另一侧的衣袖 脱套头上衣： （1）征得老人允许，先协助其脱下近侧或健侧的衣袖，再协助其脱下另一侧的衣袖 （2）然后向上拉，从头部将整件衣服脱下	20	未用屏风遮挡	2
			未征得老人允许	4
			未解开纽扣或系带	4
			脱衣顺序不正确	10

（续表）

项目	内容	分值	质量评价标准	参考分值
操作方法（80分）	3. 协助老人脱裤子 （1）征求老人允许，解开其裤子的纽扣、系带或拉链 （2）嘱老人抬高臀部，先脱近侧裤子，后脱对侧裤子。（如有外伤，先脱健肢，后脱患肢） （3）将脏衣、裤放于车的下层	16	未征得老人允许	4
			未解开纽扣、系带或拉链	4
			未嘱老人抬高臀部	4
			未将脏衣、裤放于车的下层	4
	4. 协助老人穿衣服 穿开襟衣服： （1）征求老人允许，先协助其穿上远侧或患侧的衣袖，然后使其侧卧，将背部衣服整平后，再嘱其平卧，协助其穿上近侧或健侧的衣袖 （2）扣好纽扣或系上带子或拉链 （3）整理好上衣 穿套头上衣： （1）征得老人允许，协助其两手同时伸进衣袖 （2）头部套进以后，将衣服向下拉平 （3）整理好上衣	18	未征得老人允许	4
			穿衣顺序不正确	8
			未扣好纽扣、系上带子或拉链	4
			未整理好上衣	2
	5. 协助老人穿裤子 （1）征得老人允许，操作者先将外裤的右、左腿分别套在手臂上，然后将裤子穿在远侧（左侧）或患侧的裤管，再穿近侧（右侧）或健侧的裤管，最后将两侧一齐拉置老人大腿根部 （2）协助老人抬高臀部，将裤子拉至腰部，扣上扣子、拉上拉链或系上带子	16	未征得老人允许	4
			穿裤顺序不正确	4
			未嘱老人抬高臀部	4
			未扣上扣子、系带或拉链	4
	6. 移去大单，为老人盖好被子，协助老人取舒适卧位，整理好床单位	2	未整理好床单位	2
	7. 拿走换下的脏衣、裤，分类整理用物，未污染、可继续使用物品归回原处	2	整理用物不正确	2
	8. 洗手，记录	2	未洗手	1
			未记录	1
总体评价（8分）	1. 操作轻稳，动作轻巧	3	方法不正确	3
	2. 沟通恰当，观察反应，满足需要	2	未恰当沟通、观察	2
	3. 时间：20分钟	3	超时	3

三、注意事项

1. 操作的过程中注意给老人保暖，防止其着凉，保护老人的隐私。
2. 操作者在操作过程中要节时省力，穿脱衣、裤时减少老人的不适。
3. 操作过程中及时将衣、裤拽平，以防衣、裤褶皱磨损皮肤。
4. 脱下的脏衣、裤及时拿走，以免交叉感染。

（王艳娜）

第十一项　饮食照护技术操作及评价标准

一、目的

1. 协助老人进食，保证摄入足够的营养。

2. 给老人创造良好的用餐环境。

3. 帮助老人养成良好的饮食习惯。

二、操作步骤

<table>
<tr><th>项目</th><th>内容</th><th>分值</th><th>质量评价标准</th><th>参考分值</th></tr>
<tr><td rowspan="10">准备
（12分）</td><td rowspan="3">1. 操作者准备：着装整洁（衣、帽、裤、鞋），修剪指甲，七步洗手法清洗双手</td><td rowspan="3">3</td><td>衣、帽、裤、鞋不整洁</td><td>1</td></tr>
<tr><td>指甲过长</td><td>1</td></tr>
<tr><td>未洗手</td><td>1</td></tr>
<tr><td>2. 核对食谱内容</td><td>2</td><td>未核对</td><td>2</td></tr>
<tr><td rowspan="3">3. 核对：房号、床号、姓名
解释使用该食谱的原因
评估：①年龄、生活自理程度及饮食习惯。②开窗换气，调节室温。③询问老人是否排泄。④协助老人洗手、漱口</td><td rowspan="3">3</td><td>未核对</td><td>1</td></tr>
<tr><td>未解释</td><td>1</td></tr>
<tr><td>未评估老人情况</td><td>1</td></tr>
<tr><td rowspan="2">4. 再次洗手，戴口罩</td><td rowspan="2">2</td><td>未洗手</td><td>1</td></tr>
<tr><td>未戴口罩</td><td>1</td></tr>
<tr><td>5. 物品准备：
操作车上层：餐盘、饭勺、筷子、水杯、漱口水、围巾、纸巾、餐桌布
操作车下层：生活垃圾桶</td><td>2</td><td>少一项用物扣 1 分</td><td>2</td></tr>
<tr><td rowspan="7">操作
方法
（80分）</td><td rowspan="2">1. 携用物至老人床旁，核对床号、姓名。协助老人洗手、漱口、采取适宜舒适的进餐姿势</td><td rowspan="2">10</td><td>未核对</td><td>4</td></tr>
<tr><td>未协助完成相关事宜</td><td>6</td></tr>
<tr><td>2. 将食物按便于取用的顺序摆放于餐桌上</td><td>8</td><td>摆放不正确</td><td>8</td></tr>
<tr><td rowspan="4">3. 征得老人允许，将围巾系于胸前。确认饭、菜温度适宜后，协助老人进餐。进餐过程中，嘱咐其细嚼慢咽。如果是操作者喂食，每次的量、速度要适宜。饭、菜应轮流喂食，喂饭过程中，不要催促老人</td><td rowspan="4">20</td><td>未征得老人允许</td><td>4</td></tr>
<tr><td>未将围巾系于胸前</td><td>6</td></tr>
<tr><td>未确认饭、菜温度</td><td>4</td></tr>
<tr><td>喂饭的量、速度不适宜</td><td>6</td></tr>
</table>

（续表）

项目	内容	分值	质量评价标准	参考分值
操作方法（80分）	4. 进餐后嘱咐或协助老人洗手、漱口、擦净嘴唇	12	未嘱咐或协助老人洗手、漱口	6
			未擦净嘴唇	6
	5. 撤下餐具，擦干净餐桌。整理床单位，嘱咐老人尽量保持进餐体位30分钟	16	未整理妥当	8
			未嘱咐老人事项	8
	6. 询问老人对此次餐食及护理服务的满意程度	6	未询问	6
	7. 取走使用过的餐具及食物残渣	4	未取走使用过的用物	4
	8. 洗手、记录	4	未洗手	2
			未记录	2
总体评价（8分）	1. 操作轻稳，动作轻巧	3	方法不正确	3
	2. 沟通恰当，观察反应，满足需要	2	未恰当沟通、观察	2
	3. 时间：20分钟	3	超时	3

三、注意事项

1. 进餐前给老人创造良好的用餐环境，鼓励有自理能力的老人自己用餐。
2. 餐食荤素搭配合理，尊重老人的饮食习惯，装盘讲究美观。
3. 协助老人进餐前，确定餐食温度适宜。
4. 进餐过程中，嘱咐其细嚼慢咽。

（王艳娜）

第十二项　口服药给药照护技术操作及评价标准

一、概念

口服给药法：药物经口服后，被胃肠道吸收入血液循环，起到局部治疗或全身治疗的作用。口服给药法是目前最常用、方便、经济、安全、适用范围广的给药方法。但因其吸收较慢且不规则，故不适用于急救、意识不清、呕吐不止及禁食者。

二、目的

减轻症状、治疗和预防疾病、协助诊断、维持正常生理功能。

三、操作步骤

项目	内容	分值	质量评价标准	参考分值
操作前准备标准（35 分）	1. 操作者自身准备：着装整洁，修剪指甲，洗手	2	不整洁，未洗手，未剪指甲	2
	2. 核对项目	2	未核对	2
	3. 核对老人、评估并解释：核对老人床号、姓名、年龄、意识、治疗情况、心理状态、合作程度；老人的吞咽能力，有无口腔、食道疾患，有无吞咽困难、呕吐及禁食等；有无药物过敏史、既往史、家族史，评估老人对药物相关知识的了解程度，向老人解释服药目的、药物种类，获得老人的积极配合	10	评估少一项扣 1 分	6
			解释不全面	4
	4. 评估环境：环境清洁、安静、光线适宜	2	未评估环境	2
	5. 操作者个人准备：七步洗手法清洗双手，戴口罩	3	未洗手，未戴口罩	3
	6. 物品准备： 发药车、药物、发药清单、药盘、药杯（必要时准备药匙、量杯、滴管、研钵、湿纱布、包药纸）、饮水管、治疗巾、水壶（内盛温开水）、弯盘、冷开水	5	少一项或多一项用物扣 1 分	5

（续表）

项目	内容	分值	质量评价标准	参考分值
操作前准备标准（35 分）	7. 如需操作者自行配药，应遵循以下原则（现一般多是成品药物）（口述） （1）固体药——用药匙取药，或者二人查对已经从药房取回的口服药 （2）液体药——用量杯量取，摇匀药液，取量杯，一手拇指置于所需刻度上并使之与操作者视线平齐，另一手持药瓶，瓶签向上，倒出所需药液 （3）油剂或不足 1 mL 按滴计算的药液，可先加入少量温开水，再用滴管吸取药液（1 mL 以 15 滴计算）	6	未口述 口述不完整	6
	8. 二人核对发药清单和药物（注意严格执行：三查七对）	5	未核对或核对不全	5
实施质量标准（45 分）	1. 核对：推车至老人床旁，核对床尾卡，反问式核对老人的姓名，确认无误，进一步做好解释，准备 40 ～ 60℃的温开水，再发药	9	未核对	3
			未解释	3
			未备水	3
	2. 协助老人取适宜体位，再次核对药物后，协助老人服药，看着老人将药咽下；为鼻饲老人给药时，应将药物研碎溶解后由胃管注入	6	未取适宜卧位	3
			方法不正确	3
	3. 若老人不在房间或者因故暂不能服药者，暂不发药，并做好交接班	4	处理方法不正确	4
	4. 发药后再次核对，老人服药后收回药杯，协助取舒适卧位休息	6	未核对	3
			未取适宜卧位	3
	5. 观察老人服药效果及不良反应	5	未观察	5
	6. 告知老人：若有不舒服要及时地按呼叫器，我们也会随时巡视房间，及时给予帮助与照顾	5	未告知或告知不全	5
	7. 手消，在发药清单上签时间、签名，并注意字迹清晰	10	未手消	5
			未签名	5
操作后处理标准（8 分）	1. 整理用物，分类处理。药杯及时放入消毒液中浸泡，清洗后备用；未污染、可继续使用物品归回原处	8	未分类整理用物	3
			未洗手	2
	2. 洗手在护理记录单上记录口服给药的日期、时间、药名、剂量、浓度、老人情况等，签名		未记录	3
理论（7 分）	口服给药的注意事项	7	每少一项扣 1 分	7
总体评价（5 分）	1. 操作熟练，核对准确，把握三查七对、五准确、一注意	2	核对不准确	2
	2. 沟通恰当，指导正确，观察反应，满足需要	2	沟通不恰当	2
	3. 时间：8 分钟	1	超时	1

四、注意事项

1. 发药前

（1）操作者应了解老人的有关情况，如做手术、特殊检查等必须禁食者暂时不发药，并做好交接班。

（2）增加或停用某种药物时，应及时告知老人。

（3）注意药物之间的配伍禁忌。

2. 发药时

（1）同一老人的药物应一次取出药盘，不同老人的药物不可同时取出，以免发生差错。

（2）如老人提出疑问，操作者要认真听取，重新核对，确认无误后再耐心解释，协助老人服下；不能自行服药的危重老人应喂服。

（3）服药用水，以 40 ～ 60℃温开水为宜，忌用茶水。

（4）鼻饲者应将药研碎，用温开水溶解后从胃管内灌入，再注少量温开水将管壁内药液冲净；上消化道出血者，也应将固体药物研碎，温开水溶解后口服。

（5）如老人突然呕吐，应暂停给药，查明原因，再行处理。

（6）麻醉药、催眠药、抗肿瘤药应加强观察。

（7）如老人不在或因故暂时不能服药，应将药物带回保管，适时再发或交班。

3. 发药后

观察老人服药后的效果和不良反应，如有异常情况应及时与医生联系，进行相应处理。

五、健康教育

1. 向老人解释规律服药的重要性。

2. 指导口服药物的方法及注意事项。

（1）对牙齿有腐蚀作用或使牙齿染色的药物：服用时应避免与牙齿接触，可用吸水管吸入，服后立即漱口，如稀盐酸溶液、铁剂等。

（2）铁剂：服用时忌饮茶，以防铁盐形成，阻碍铁剂的吸收。

（3）健胃类药物：宜饭前服，可刺激味觉感受器，使消化液分泌增多，增加食欲。

（4）助消化药和对胃有刺激性的药物：宜饭后服，利于食物消化，减少药物对胃黏膜的刺激。

（5）磺胺类和发汗类药物：服后多饮水，以防因尿少磺胺结晶析出，堵塞肾小管；发汗类药物服后多饮水可增强药物疗效，有助于降温。

（6）止咳糖浆：对呼吸道黏膜有安抚作用，服后暂时不宜饮水，以防降低疗效，若同时服多种药，则应最后服用止咳糖浆。

（7）强心苷类药物：应在服用前测脉率和脉律（或心率和心律），如脉率少于 60 次 / 分或脉律出现异常时，应暂停服药并通知医生及时处理。

（单媛）

第十三项　呼吸道异物清除照护技术及评价标准

一、呼吸异物的典型临床表现

1. 突然不能说话、呼吸或咳嗽。

2. 老人常常不由自主地以一手呈“V”字状紧贴于颈前喉部。

3. 表情恐惧、窘迫。

二、操作步骤

项目	内容	分值	质量评价标准	参考分值
操作方法（92分）	1. 成人自救腹部冲击法 （1）自己的一手握拳，拳眼置于腹部正中线脐上两横指处，另一手握住此拳，双手同时快速向内、向上冲击5次，每次冲击动作要有明显分开。重复操作若干次，直到异物排出 （2）自己将上腹部压在坚硬、光滑物上（如：桌边、椅背和栏杆处），连续向内、向上冲击5次，每次冲击动作要有明显分开。重复操作若干次，直到异物排出	28	手未握拳	2
			拳眼置于错误位置	6
			未快速向内、向上冲击	4
			每次冲击动作未明显分开	4
			未将上腹部压在坚硬、光滑物上	4
			未快速向内、向上冲击	4
			每次冲击动作未明显分开	4
	2. 互救腹部冲击法 （1）立位腹部冲击法 操作者站立在老人的背后，脚成弓步状，前脚置于老人双脚之间，双臂环绕老人腰部，一手握拳，拳眼顶住老人腹部正中线、脐上两横指处，令老人弯腰，头部前倾，张口（以便异物排出）；另一手握住此拳，双手同时快速向内、向上冲击5次，每次冲击动作要有明显分开。重复操作若干次，直到异物排出 （2）仰卧位腹部冲击法 将老人置于仰卧位，操作者一手掌跟置于老人腹部正中线、脐上两横指处（不要触及剑突）；另一只手直接放在第一只手上，两手掌跟重叠。两手合力快速向内、向上有节奏冲击老人腹部，连续5次。检查口腔，如异物被冲出，迅速用手将异物取出。检查呼吸心跳，若无呼吸心跳立即进行心肺复苏	36	操作者站位不正确	2
			手未握拳	2
			拳眼置于错误位置	6
			未嘱老人弯腰，张口	2
			未快速向内、向上冲击	4
			每次冲击动作未明显分开	4
			未置于仰卧位	2
			拳眼置于错误位置	6
			未快速向内、向上冲击	4
			未检查口腔	2
			未检查呼吸心跳	2

（续表）

项目	内容	分值	质量评价标准	参考分值
操作方法（92分）	3. 互救胸部冲击法 （1）立位胸部冲击法 老人取立位或坐位，操作者站于老人背侧，双臂经老人腋下环抱其胸部，一手握拳，拳眼顶住老人胸骨中下部，另一手紧握该拳，向后做6～8次快速连续冲击 （2）仰卧位胸部冲击法 老人去仰卧位，屈膝，开放气道。操作者站于老人一侧，相当于老人的肩甲水平，用掌根置于其胸骨中下1/3处，向下作6～8次快速连续冲击	28	未取立位或坐位	2
			手未握拳	2
			拳眼置于错误位置	6
			未向后做快速连续冲击	4
			未置于仰卧位	2
			操作者站位不正确	2
			掌根未置于其胸骨中下1/3处	6
			未向下做快速连续冲击	4
总体评价（8分）	1. 操作正确	4	方法不正确	4
	2. 沟通恰当，观察反应	4	未恰当沟通、观察	4

三、注意事项

1. 立位腹部冲击法，适用于意识清醒的老人。
2. 仰卧位腹部冲击法，适用于意识不清的老人。
3. 互救胸部冲击法：适用于肥胖老人（操作者的双手无法围扶老人腰部时）。
4. 立位胸部冲击法，不要将手拳顶住剑突，以免造成骨折或内脏损伤。

（王艳娜）

第十四项　促进排痰照护技术操作及评价标准

促进排痰照护技术主要包括三种，即背部叩击、体位引流和有效咳嗽。

背部叩击

一、概念

背部叩击，简称叩背，指用手叩打胸背部，借助振动，使分泌物松脱而排出体外。

二、目的

促进排痰，改善通气，适用于长期卧床、久病体弱、排痰无力的老人。

三、操作步骤

项目	内容	分值	质量评价标准	参考分值
操作前准备标准（20分）	1. 操作者自身准备：着装整洁，修剪指甲，洗手	2	不整洁，未洗手，未剪指甲	2
	2. 核对项目	2	未核对	2
	3. 核对老人、评估并解释：核对老人床号、姓名、年龄、意识、治疗情况、心理状态、合作程度；向老人解释背部叩击的目的、方法、注意事项及配合要点	4	评估不完整	2
			解释不全面	2
	4. 评估环境：温湿度适宜、安静、整洁、适宜操作	2	未评估环境	2
	5. 操作者个人准备：七步洗手法清洗双手，戴口罩	4	未洗手，未戴口罩	4
	6. 物品准备： 车上备：手消毒液、纱布2块、执行单、笔 车下备：医疗垃圾筒、生活垃圾筒	6	少一项或多一项用物扣1分	6
实施质量标准（55分）	1. 核对：推车至老人床旁，核对床尾卡，反问式核对老人的姓名，确认无误，做好解释，再次告知操作中配合方法	10	未核对	5
			未解释	5
	2. 卧位：协助老人取坐位或侧卧位	5	选取卧位不正确	5
	3. 手消	5	未手消	5
	4. 手型：操作者将手背隆起，手掌中空，手指弯曲，拇指紧靠食指，即背隆掌空状	10	手型不正确	10
	5. 叩击：操作者有节奏地从肺底自下而上，由外向内轻轻叩击，边叩边鼓励老人咳嗽	25	叩击顺序不正确	10
			力度不适宜	10
			未鼓励咳嗽	5

（续表）

项目	内容	分值	质量评价标准	参考分值
操作后处理标准（10分）	1. 协助老人取舒适卧位，整理床单位 2. 分类整理用物，未污染、可继续使用物品归回原处 3. 洗手，在护理记录单上记录背部叩击的日期、时间、老人情况、叩背后排痰情况等，签名	10	未取舒适卧位	3
			未整理床单位	2
			未分类整理用物	2
			未记录或记录不完整	3
理论（5分）	叩背的顺序及注意事项	5	每少一项扣2分	5
总体评价（10分）	1. 操作熟练，力度适宜 2. 认真核对，沟通恰当，指导正确，观察反应，满足需要	10	不正确不熟练	5
			沟通不恰当	5

四、注意事项

1. 叩击用力要均匀，不可过猛。
2. 对昏迷、气管插管、气管切开的老人，叩击后立即吸痰。
3. 注意不可在裸露的皮肤、肋骨上下、脊柱、乳房等部位叩击。

五、健康教育

1. 向老人解释背部叩击的目的、方法、注意事项及配合要点。
2. 在操作过程中密切观察老人反应，及时满足其需要。

有 效 咳 嗽

一、概念

咳嗽是一种防御性呼吸反射，可排出呼吸道内的异物、分泌物，具有清洁、保护和维护呼吸道通畅的作用。

二、目的

促进排痰，清洁、保护呼吸道通畅，适用于神志清醒尚能咳嗽的老人。

三、操作步骤

项目	内容	分值	质量评价标准	参考分值
操作前准备标准（20分）	1. 操作者自身准备：着装整洁，修剪指甲，洗手	2	不整洁，未洗手，未剪指甲	2
	2. 核对项目	2	未核对	2
	3. 核对老人、评估并解释：核对老人床号、姓名、年龄、意识、治疗情况、心理状态、合作程度；向老人解释有效咳嗽的目的、方法、注意事项及配合要点	4	评估不完整	2
			解释不全面	2
	4. 评估环境：温湿度适宜、安静、整洁、适宜操作	2	未评估环境	2
	5. 操作者个人准备：七步洗手法清洗双手，戴口罩	4	未洗手，未戴口罩	4
	6. 物品准备： 车上备：手消毒液、纱布2块、执行单、笔 车下备：医疗垃圾筒、生活垃圾筒	6	少一项或多一项用物扣1分	6
实施质量标准（55分）	1. 核对：推车至老人床旁，核对床尾卡，反问式核对老人的姓名，确认无误，做好解释，再次告知操作中配合方法	10	未核对	5
			未解释	5
	2. 卧位：协助老人取坐位或半卧位，屈膝，上身前倾，双手抱膝或在胸部和膝盖上置一枕头并用两肋夹紧	10	选取卧位不正确	10
	3. 嘱老人做缩唇呼吸，即鼻吸气，口缩唇呼气，以引发咳嗽反射	10	未讲解清楚	10
	4. 嘱老人深吸气后屏气3秒（有伤口者，操作者应将双手压在切口的两侧），然后腹肌用力，两手抓紧支持物（脚和枕），用力做爆破性咳嗽，将痰液咳出	20	未讲解清楚	10
			有伤者未保护切口	10
	5. 用纱布擦净老人口鼻	5	未擦拭	5
操作后处理标准（10分）	1. 协助老人取舒适卧位，整理床单位 2. 分类整理用物，未污染、可继续使用物品归回原处 3. 洗手，在护理记录单上记录协助老人进行有效咳嗽的日期、时间、老人排痰情况等，签名	10	未取舒适卧位	3
			未整理床单位	2
			未分类整理用物	2
			未记录或 记录不完整	3
理论（5分）	有效咳嗽的注意事项	5	每少一项扣2分	5
总体评价（10分）	1. 操作熟练，沟通恰当，指导正确 2. 认真核对，观察反应，满足需要	10	操作不熟练	5
			沟通不恰当	5

四、注意事项

1. 鼓励老人做缩唇呼吸，即鼻吸气，口缩唇呼气，以引发咳嗽反射。
2. 双手稳定地按压胸壁下侧，提供一个坚实的力量，有助于咳嗽。
3. 在操作过程中密切观察老人反应，及时满足其需要。

五、健康教育

1. 对老人进行指导，帮助老人学会有效咳嗽的方法。

2. 在健康状况许可的情况下，指导老人适当增加活动量，有利于痰液的松动。

体位引流

一、概念

体位引流是指将老人置于特殊体位，使肺与支气管所存积的分泌物，借助重力作用流入大气管并咳出体外。

二、目的

引流痰液、清洁呼吸道、促进排痰，适用于痰量较多、呼吸功能尚好的支气管扩张、肺脓肿等老人。

三、操作步骤

项目	内容	分值	质量评价标准	参考分值
操作前准备标准（20分）	1. 操作者自身准备：着装整洁，修剪指甲，洗手	2	不整洁，未洗手，未剪指甲	2
	2. 核对项目	2	未核对	2
	3. 核对老人、评估并解释：核对老人床号、姓名、年龄、情况、意识、治疗情况、心理状态、合作程度；向老人解释体位引流的目的、方法、注意事项及配合要点	4	评估不完整	2
			解释不全面	2
	4. 评估环境：温湿度适宜、安静、整洁、适宜操作	2	未评估环境	2
	5. 操作者个人准备：七步洗手法清洗双手，戴口罩	4	未洗手，未戴口罩	4
	6. 物品准备： 车上备：手消毒液、纱布 2 块、执行单、笔 车下备：医疗垃圾筒、生活垃圾筒	6	少一项或多一项用物扣 1 分	6
实施质量标准（55分）	1. 核对：推车至老人床旁，核对床尾卡，反问式核对老人的姓名，确认无误，做好解释，再次告知操作中配合方法	10	未核对	5
			未解释	5
	2. 卧位：根据肺部病变的不同位置协助老人取相应体位，确保患肺处于高位，其引流的支气管开口向下，便于分泌物顺体位引流而咳出	5	选取卧位不正确	5

（续表）

项目	内容	分值	质量评价标准	参考分值
实施质量标准（55分）	3. 引流期间，嘱老人间歇深呼吸并尽力咳痰，操作者轻叩相应部位，提高引流效果	10	未讲解清楚	5
			未叩击	5
	4. 痰液黏稠不易引流时，可给予蒸汽吸入、超声雾化吸入、祛痰药，有利排出痰液	10	未口述	10
	5. 体位引流时应监测：①老人的反应，如出现头晕、面色苍白、出冷汗、血压下降等，应停止引流；②观察引流液的色、质、量，并予以记录	10	未口述 每少一项扣 5 分	10
	6. 叩击与体位引流后，可随即进行深呼吸和咳嗽，有利于分泌物的排出	10	未口述	10
操作后处理标准（10分）	1. 协助老人取舒适卧位，整理床单位 2. 分类整理用物，未污染、可继续使用物品归回原处 3. 洗手在护理记录单上记录协助老人进行有效咳嗽的日期、时间、老人排痰情况等，签名	10	未取舒适卧位	3
			未整理床单位	2
			未分类整理用物	2
			未记录或记录不完整	3
理论（5分）	体位引流的目的和注意事项	5	每少一项扣 2 分	5
总体评价（10分）	1. 操作熟练，沟通恰当，指导正确 2. 认真核对，观察反应，满足需要	10	操作不熟练	5
			沟通不恰当	5

四、注意事项

1. 体位引流宜选择空腹时进行，每日 2 ～ 4 次，每次 15 ～ 30 分钟。

2. 对患有严重高血压、心力衰竭、高龄、极度衰弱、意识不清的老人应禁忌体位引流。

3. 在操作过程中密切观察老人反应。如引流液大量涌出，应注意防止窒息；如引流液每日小于 30 mL，可停止引流。

五、健康教育

1. 向老人解释体位引流的目的、方法、注意事项及配合要点。

2. 告知老人引流过程中感觉不适应及时告知操作者。

（单媛）

第十五项　血糖测量及监测的照护技术操作及评价标准

一、概念

血糖，是指血中的葡萄糖浓度，通常检测血清浓度，单位 mmol/L。体内各组织细胞活动所需的能量大部分来自葡萄糖，所以血糖必须保持一定水平才能维持体内各器官和组织的需要。

血糖监测：临床上用于能够直接了解机体实际血糖水平，有助于判断情况、反映饮食控制、运动治疗和药物治疗效果，进而指导治疗方案调整的科学技术。

空腹血糖正常值：

（1）一般空腹全血血糖为 3.9 ～ 6.1 mmol/L（70 ～ 110 mg/dl），血浆血糖为 3.9 ～ 6.9 mmol/L（70 ～ 125 mg/dl）。

（2）空腹全血血糖≥ 6.7 mmol/L（120 mg/dl）、血浆血糖≥ 7.8 mmol/L（140 mg/dl），两次重复测定可诊断为糖尿病。

（3）当空腹全血血糖在 5.6 mmol/L（100 mg/dl）以上，血浆血糖在 6.4mmol/L（115 mg/dl）以上，应做糖耐量试验。

（4）当空腹全血血糖超过 11.1 mmol/L（200 mg/dl）时，表示胰岛素分泌极少或缺乏。因此，空腹血糖显著增高时，不必进行其他检查，即可诊断为糖尿病。

餐后血糖正常值：

（1）餐后 1 小时：血糖 6.7 ～ 9.4 mmol/L。最多也不超过 11.1mmol/L（200mg/dl）。

（2）餐后 2 小时：血糖≤ 7.8 mmol/L。

（3）餐后 3 小时：第 3 小时后恢复正常，各次尿糖均为阴性。

二、目的

了解情况变化，为运动、饮食、药物等治疗方案的调整提供依据。

三、操作步骤

项目	内容	分值	质量评价标准	参考分值
操作前准备标准（10 分）	1. 操作者自身准备：着装整洁，修剪指甲，洗手	1	不整洁，未洗手，未剪指甲	1
	2. 核对项目	1	未核对	1
	3. 解释：向老人解释血糖测量及监测的目的、方法、注意事项及配合要点	1	解释不全面	1
	4. 评估：了解老人的一般情况，如年龄、性别、文化程度、意识、疾病类型、合作程度等，采血部位的情况；询问是空腹还是餐后 2 小时	1	评估不准确	1
	5. 环境：安全整洁，宽敞明亮，适合操作	1	未评估环境	1
	6. 操作者个人准备：七步洗手法清洗双手，戴口罩	1	未洗手，未戴口罩	1
	7. 物品准备： 车上层：治疗盘内备：血糖仪、采血笔及针头、75% 乙醇消毒液、棉签、弯盘、一次性治疗巾、清洁手套 车下层：生活垃圾桶、医疗垃圾桶	4	少一项或多一项用物扣 1 分	4
实施质量标准（75 分）	1. 核对：推车至老人床旁，核对床尾卡，反问式核对老人的姓名，确认无误，做好解释，再次告知操作中配合方法	4	未核对	2
			未解释	2
	2. 体位：协助老人取舒适体位，仰卧位或半坐卧位或坐位	2	未取适当体位	2
	3. 铺一次性治疗巾在预检测手下	2	未铺治疗巾	2
	4. 手消	2	未手消	2
	5. 备采血针头	2	未准备采血针头	2
	6. 确认老人是否符合空腹或者餐后 2 小时血糖测定的要求	2	未确认	2
	7. 打开血糖仪，再次确认血糖试纸与血糖仪型号一致	3	未确认	3
	8. 准备血糖试纸盒	2	未准备	2
	9. 确认采血部位：左右手，5 个手指都可以，但一般首选无名指	5	未确认	5
	10. 用 75% 的乙醇棉签消毒预检测手指两次，手指向上直立待干	8	未消毒	4
			未指导待干姿势	4
	11. 戴手套再次核对，在消毒手指的指腹两侧扎针，带血液慢慢溢出，从伤口部位冒出一个“小血滴”。将第一滴血轻轻用棉棒拭去（排除组织液对血糖测量结果的稀释作用），待第二滴血流出	8	未戴手套	4
			未拭去第一滴血	4
	12. 将血糖试纸吸附垫与血液充分接触，使试纸测试区完全变为红色，确认窗完全变为蓝色，再将血糖试纸插入血糖仪内等待结果	12	未将试纸与血液充分接触	4
			试纸测试区未完全变红	4
			未等待变色	4
	13. 棉签按压穿刺点至不出血	2	未止血处理	2
	14. 等待并读取结果，告知老人，异常时及时通知医生	8	未正确读取结果	4
			未告知结果	4

（续表）

项目	内容	分值	质量评价标准	参考分值
	15. 整理用物：安全取出采血针头，撤除试纸，撤出治疗巾，脱去手套	4	未整理用物	4
	16. 安置老人：帮助老人整理衣袖，使之取舒适体位，向老人交代注意事项	9	未安置老人	3
			未整理老人衣袖	3
			未交待注意事项	3
操作后处理标准（5 分）	1. 对物品进行分类处理：将棉签、试纸、一次性治疗巾放入医疗垃圾筒内；将采血针头放入锐器盒内；未污染、可继续使用物品归回原处 2. 按七步洗手法彻底清洗双手 3. 记录：在执行单签执行时间与全名 在护理记录单上记录血糖测量的日期、时间、结果；老人反应，并签名	5	未整理用物	1
			未洗手	1
			未记录	3
理论（5 分）	1. 测量血糖测量时机 2. 空腹及餐后血糖正常范围 3. 测量血糖首选部位	5	每少一项扣 1 分	5
总体评价（5 分）	1. 结果准确 2. 记录准确 3. 测量时间 5 分钟（从测量开始到记录结束） 4. 与老人的沟通交流到位 5. 能口述注意事项	5	结果不准确	1
			记录不准确	1
			超时	1
			沟通不顺畅	1
				1

四、注意事项

1. 测血糖前，确认血糖仪的型号与试纸型号一致。

2. 确认老人手指酒精干透后再进行采血。

3. 采血量需充足，应使试纸试区完全变成红色。

4. 避免试纸发生污染。

5. 左右手或五根手指测的血糖并无区别，但临床医生多建议选择无名指、中指和小指，因为这几根手指日常活动少、感染概率低、疼痛轻、不影响日常活动。但最优选择仍是无名指，除上述优势外，另一重要原因即是手掌中毛细血管的两个分支，其中一个即在无名指末端。无名指占据着重要的血液枢纽，血液较为丰富。

五、健康教育

1. 给老人讲解血糖测量及检测的目的、操作过程，以减轻焦虑。

2. 告诉老人若测量时或测量后有不适，应及时告知操作者。

3. 对需长期监护血糖的老人，可教会老人及家属血糖监测的方法。

（段莉）

第十六项　清洁、消毒技术操作及评价标准

一、目的

1. 去除所有病原微生物及其他有害微生物，预防感染，促进健康。
2. 为老年人创造清洁、卫生的生活环境。

二、操作步骤

项目	内容	分值	质量评价标准	参考分值
准备（10分）	1. 操作者准备：着装整洁（衣、帽、裤、鞋），修剪指甲	3	衣、帽、裤、鞋不整洁	2
			指甲过长	1
	2. 核对项目	2	未核对	2
	3. 物品准备 （1）洗手技术 流动水洗手设施、清洁剂、擦手纸或毛巾或干手机、盛放擦手纸或毛巾的容器，必要时备护手液或直接备速干手消毒剂 （2）卫生手消毒 流动水洗手设施、清洁剂、干手物品、速干手消毒剂 （3）其他 紫外线灯、水、密闭容器和化学消毒液	5	少一项用物扣1分	5
操作方法（85分）	1. 洗手技术 （1）打开水龙头，调节合适水流和水温	29	未调节	3
	（2）湿手：在流动水下，使双手充分湿润。水流不可过大以防溅湿工作服		未充分湿润双手	3
	（3）涂剂：关闭水龙头并取清洁剂均匀涂抹至整个手掌、手背、手指和指缝		未将清洁剂均匀涂抹全手	3
	（4）洗手：揉搓双手至少15秒。①掌心相对，手指并拢相互揉搓；②掌心对手背沿指缝相互揉搓，双手交换进行；③掌心相对，双手交叉，指缝相互揉搓；④弯曲手指使指关节在另一掌心旋转揉搓，双手交替进行；⑤一手握住另一手大拇指旋转揉搓，双手交替进行；⑥五个手指尖并拢在另一掌心中旋转揉搓，双手交替进行；⑦握住手腕部及腕上10 cm，回旋揉搓，交替进行		一项不正确扣2分	14
	（5）冲洗：打开水龙头，在流动水下冲净双手。冲洗双手时注意指尖向下		冲洗方法不正确	4
	（6）干手：关闭水龙头，以擦手纸或毛巾擦干双手，或用干手机烘干双手。必要时取护手液护肤		干手方法不正确	2

（续表）

项目	内容	分值	质量评价标准	参考分值
	2. 卫生手消毒 （1）洗手：按洗手步骤洗手并保持手的干燥 （2）涂剂：取速干手消毒剂于掌心，均匀涂抹至整个手掌、手背、手指和指缝，必要时增加手腕及腕上 10 cm （3）搓揉：按洗手的步骤搓揉双手，至少 15 秒，直至手部干燥 （4）干手：自然干燥	10	未洗净双手	2
			涂抹方法不准确	2
			搓揉方法不正确	4
			未自然干燥	2
	3. 室内空气消毒 （1）每天早晨老人起床后，打开门窗通风半个小时，净化室内空气，除去空气中大部分微生物 （2）老人外出活动时，关闭室内的门窗，使用紫外线灯对室内空气进行 30 分钟以上的照射消毒	10	门窗通风未达半个小时	5
			未闭室内的门窗	5
	4. 餐具的消毒 将餐具清洗干净，然后将餐具完全浸没在盛有凉水的密闭容器中，煮沸消毒。水沸后计时 15 分钟	8	未放入密闭容器	4
			时间未达到	4
	5. 衣服、床单、枕套等的消毒 衣服、床单、枕套等清洗干净后，置于阳光下晒 6 ～ 8 小时，每隔 2 小时翻动一次，晒后放在通风干燥处备用	8	时间未达到	4
			未翻动	4
	6. 床垫、褥子、棉被等的消毒 床垫、褥子、棉被等，可直接将其置于阳光下晒 6 ～ 8 小时，每隔 2 小时翻动一次，然后清扫物品表面，收好备用	8	时间未达到	4
			未翻动	4
	7. 床、桌椅、轮椅等的消毒 用抹布蘸取适宜浓度的化学消毒液（如 84 消毒液），擦拭床、桌椅、轮椅表面，抹布用后清洗消毒	8	未选取正确的消毒液	6
			抹布用后未清洗消毒	2
	8. 洗手，记录	4	未洗手	2
			未记录	2
总体评价（5 分）	1. 操作轻稳，动作轻巧	2	操作笨拙	2
	2. 选取的消毒方法正确	2	方法不正确	2
	3. 消毒的操作方式正确	1	方式不正确	1

三、注意事项

1. 当手部有血液或其他体液等肉眼可见污染时，应用清洁剂和流动水洗手；当手部没肉眼可见污染时，可用速干手消毒剂消毒双手代替洗手揉搓方法，与洗手方法相同。

2. 洗手方法正确，手的各个部位都需要洗到、冲净，尤其要认真清洗指背、指尖、指缝和指关节等易污染部位；冲净双手时注意指尖向下。

3. 用速干手消毒剂搓揉双手时方法正确，注意手的各个部位都需要揉搓到。

4. 不同物品的消毒，选取适宜的消毒方法。

（王艳娜）

第十七项　便器使用照护技术操作及评价标准

一、目的

满足老人排便需要，促进老人舒适。

二、操作步骤

项目	内容	分值	质量评价标准	参考分值
操作前准备标准（10 分）	1. 操作者准备：着装整洁，修剪指甲，七步洗手法清洗双手	1	不整洁，未洗手，未剪指甲	1
	2. 核对项目	1	未核对	1
	3. 核对：房号、床号、姓名 解释：向老人及家属解释便盆的使用方法、注意事项及配合要点	1	解释不全面	1
	4. 评估：了解老人情况、意识、心理状态、配合程度、自理能力	1	评估不准确	1
	5. 环境：安全整洁，宽敞明亮，关闭门窗，适合操作	1	未评估环境	1
	6. 操作者准备：再次洗手，戴口罩	1	未洗手，未戴口罩	1
	7. 物品准备： 操作车上层：便器、便器巾、卫生纸、手消液、执行单、笔； 操作车下层：生活垃圾桶、医疗垃圾桶	4	少一项或多一项用物扣 1 分	4
实施质量标准（75 分）	1. 核对：推车至老人床旁，核对床尾卡，反问式核对老人的姓名，确认无误，做好解释，再次告知操作中配合方法，拉上隔帘	8	未核对	4
			未解释	4
	2. 体位：协助老人取仰卧位或侧卧位，放平床头和膝下支架	10	未取适当卧位	5
			未调整床面	5
	3. 铺单：铺橡胶单和中单（或一次性护理垫）于老人臀下，协助老人脱裤，屈膝	10	操作粗暴	5
			污染床单位	5
	4. 置便器：能配合的老人嘱其双脚向下蹬床，抬起背部和臀部，操作者一手协助老人托起腰底部，一手将便器置于臀下。若老人不能配合，先协助老人侧卧，放置便器于老人臀部后，操作者一手按紧便器，另一只手帮助老人恢复平卧位。或二人协力抬起老人臀部后，放置便器。便器宽口端朝向老人足部	12	强行塞、拉便器	6
			未正确放置便器	6

（续表）

<table>
<tr><th>项目</th><th>内容</th><th>分值</th><th>质量评价标准</th><th>参考分值</th></tr>
<tr><td rowspan="7">实施质量标准（75 分）</td><td>5. 检查：检查老人是否坐于便器中央</td><td>5</td><td>未检查</td><td>5</td></tr>
<tr><td>6. 尊重老人意愿，酌情守候老人床旁或暂时离开房间。离开房间前，将卫生纸、呼叫器等放于老人身边易取处</td><td>5</td><td>未尊重老人隐私</td><td>5</td></tr>
<tr><td rowspan="3">7. 擦肛门：排便完毕，协助老人擦净肛门，必要时用水清洗</td><td rowspan="3">15</td><td>操作粗暴</td><td>5</td></tr>
<tr><td>未擦净粪便</td><td>5</td></tr>
<tr><td>皮肤潮湿</td><td>5</td></tr>
<tr><td rowspan="2">8. 取出便器：嘱老人双腿用力，将臀部抬起，操作者一手抬高老人的腰骶部，一手取出便盆，盖便器巾</td><td rowspan="2">10</td><td>未抬起臀部</td><td>6</td></tr>
<tr><td>未盖便器巾</td><td>4</td></tr>
<tr><td rowspan="3">操作后处理标准（5 分）</td><td rowspan="3">1. 对物品进行分类处理：及时倒掉排泄物，冷水冲洗便盆浸泡消毒，必要时留取标本。未污染、可继续使用物品归回原处
2. 按七步洗手法彻底清洗双手
3. 记录：在执行单签执行时间与全名
在护理记录单上记录排泄物性状、颜色、异常情况</td><td rowspan="3">5</td><td>未整理用物</td><td>1</td></tr>
<tr><td>未洗手</td><td>1</td></tr>
<tr><td>未记录</td><td>3</td></tr>
<tr><td>理论（5 分）</td><td>排便的次数、排便量、粪便性状</td><td>5</td><td>每少一项扣 1 分</td><td>5</td></tr>
<tr><td rowspan="4">总体评价（5 分）</td><td rowspan="4">操作熟练，动作轻柔，无皮肤损伤
尊重老人
时间：6 分钟</td><td rowspan="4">5</td><td>不熟练不轻柔</td><td>1</td></tr>
<tr><td>损伤皮肤</td><td>2</td></tr>
<tr><td>未尊重老人</td><td>1</td></tr>
<tr><td>超时</td><td>1</td></tr>
</table>

三、注意事项

1. 尊重并保护老人隐私。

2. 便器应清洁，且不可使用破损便器，防止皮肤损伤。

3. 金属便器使用前应倒入少量热水加温，避免太凉引起老人不适。

四、健康教育

指导老人及家属正确使用便器，切忌硬拉硬塞便器，以免损伤骶尾部皮肤。

五、理论知识

1. 排便次数

正常成人：1 ～ 3 次 / 天。

婴幼儿：3 ～ 5 次 / 天。

大于 3 次 / 天（成人）或小于 3 次 / 周为异常排便。

2. 排便量

成人每天排便量约 100 ～ 300 g。

3. 粪便的性状

（1）形状与软硬度

正常粪便成形软便。

异常粪便：便秘为坚硬、呈栗子样便；消化不良或急性肠炎呈稀便或水样便；肠道部分梗阻或直肠狭窄呈扁条形或带状。

（2）颜色

正常粪便呈黄褐色或棕黄色，婴儿呈黄色或金黄色。

异常粪便：柏油样便提示上消化道出血；白陶土色便提示胆道梗阻；暗红色血便提示下消化道出血；果酱样便提示肠套叠、阿米巴痢疾；粪便表面粘有鲜红色血液提示痔疮或肛裂。

（3）内容物

正常粪便内容物主要为食物残渣、脱落的大量肠上皮细胞、细菌以及机体代谢后的废物。

异常内容物：消化道感染或出血，粪便中可见混入或粪便表面附有血液、脓液或肉眼可见的黏液；肠道寄生虫感染，粪便中可查见蛔虫、蛲虫、绦虫节片等。

（4）气味

正常粪便气味因膳食种类而异，肉食者味重，素食者味轻。

异常粪便：严重腹泻呈碱性反应气味极恶臭；下消化道溃疡、恶性肿瘤呈腐败臭；上消化道出血呈腥臭味；消化不良、乳糖类未充分消化或吸收脂肪酸产生气体呈酸性反应，气味为酸败臭。

（黄莹）

第十八项　纸尿裤使用照护技术操作及评价标准

一、目的

满足老人排便需要，促进老人清洁、舒适。

二、操作步骤

项目	内容	分值	质量评价标准	参考分值
操作前准备标准（10分）	1. 操作者准备：着装整洁，修剪指甲，七步洗手法清洗双手	1	不整洁，未洗手，未剪指甲	1
	2. 核对项目	1	未核对	1
	3. 核对：房号、床号、姓名 解释：向老人及家属解释纸尿裤的使用方法、注意事项及配合要点	1	解释不全面	1
	4. 评估：了解老人情况、意识、心理状态、配合程度、自理能力	1	评估不准确	1
	5. 环境：安全整洁，宽敞明亮，关闭门窗，适合操作	1	未评估环境	1
	6. 操作者准备：再次洗手，戴口罩	1	未洗手，未戴口罩	1
	7. 物品准备： 操作车上层：纸尿裤、毛巾、水盆、温水、卫生纸；手消液、执行单、笔； 操作车下层：生活垃圾桶、医疗垃圾桶	4	少一项或多一项用物扣1分	4
实施质量标准（75分）	1. 核对：推车至老人床旁，核对床尾卡，反问式核对老人的姓名，确认无误，做好解释，再次告知操作中配合方法	10	未核对	5
			未解释	5
	2. 调节室温，拉上隔帘	5	未拉隔帘	3
			未保暖	2
	3. 体位：协助老人取仰卧位，解开纸尿裤两侧粘扣，展开两翼至老人身体两侧，将前片从两腿间向内面卷起至臀下	10	未取适当卧位	5
			污染床单位	5
	4. 协助老人面向操作者侧卧，将对侧污染的纸尿裤向内面对折至老人身下，观察老人会阴及臀部皮肤情况。在水盆中浸湿并拧干毛巾，用湿热毛巾擦拭会阴部及臀部	10	操作粗暴	2
			污染床单位	2
			未观察皮肤	3
			未擦拭皮肤	3

（续表）

<table>
<tr><th>项目</th><th>内容</th><th>分值</th><th>质量评价标准</th><th>参考分值</th></tr>
<tr><td rowspan="11">实施质量标准（75 分）</td><td rowspan="5">5. 将一次性纸尿裤（贴皮肤面朝上）对折放于老年人臀部，协助老年人翻身至另一侧，将污染的纸尿裤向内面卷起，丢入医疗垃圾桶，温水擦洗近侧臀部，同时拉平身下干净纸尿裤</td><td rowspan="5">20</td><td>操作粗暴</td><td>3</td></tr>
<tr><td>污染床单位</td><td>3</td></tr>
<tr><td>未翻身</td><td>5</td></tr>
<tr><td>未擦拭皮肤</td><td>4</td></tr>
<tr><td>未整理纸尿裤</td><td>5</td></tr>
<tr><td rowspan="3">6. 协助老人身体取平卧位，从两腿间向上兜起纸尿裤前片，粘贴两翼粘扣，整理大腿内、外侧纸尿裤边缘至服帖</td><td rowspan="3">10</td><td>未翻身</td><td>2</td></tr>
<tr><td>操作粗暴</td><td>3</td></tr>
<tr><td>未整理纸尿裤</td><td>5</td></tr>
<tr><td rowspan="3">7. 整理床单位，协助老年人取舒适卧位，开窗通风</td><td rowspan="3">10</td><td>未整理床单位</td><td>5</td></tr>
<tr><td>未取舒适卧位</td><td>3</td></tr>
<tr><td>未开窗通风</td><td>2</td></tr>
<tr><td rowspan="3">操作后处理标准（5 分）</td><td rowspan="3">1. 对物品进行分类处理：冲洗脸盆，毛巾浸泡消毒；未污染、可继续使用物品归回原处
2. 按七步洗手法彻底清洗双手
3. 记录：在执行单签执行时间与全名，在护理记录单上记录纸尿裤排泄物性状、皮肤情况</td><td rowspan="3">5</td><td>未整理用物</td><td>1</td></tr>
<tr><td>未洗手</td><td>1</td></tr>
<tr><td>未记录</td><td>3</td></tr>
<tr><td>理论（5 分）</td><td>操作目的</td><td>5</td><td>每少一项扣 1 分</td><td>5</td></tr>
<tr><td rowspan="4">总体评价（5 分）</td><td rowspan="4">操作熟练，动作轻柔，无皮肤损伤
尊重老人
时间：6 分钟</td><td rowspan="4">5</td><td>不熟练不轻柔</td><td>1</td></tr>
<tr><td>损伤皮肤</td><td>2</td></tr>
<tr><td>未尊重老人</td><td>1</td></tr>
<tr><td>超时</td><td>1</td></tr>
</table>

三、注意事项

1. 与老人有效沟通，操作熟练，动作轻柔。
2. 保护老人隐私，注意遮盖，防止受凉。
3. 根据老人体重情况选择适宜型号的纸尿裤。
4. 更换纸尿裤时，将纸尿裤大腿内外侧边缘展平，防止侧漏及压疮。
5. 更换纸尿裤后应使用温热毛巾擦拭或清洗会阴部，减轻异味，保持局部清洁干燥。

（黄莹）

第十九项　开塞露简易通便照护技术操作及评价标准

一、概念

通过简便、经济、有效的措施，帮助老人解除便秘，适用于体弱和久病卧床便秘老人。

二、目的

软化粪便，促进肠蠕动，解除便秘。

三、操作步骤

项目	内容	分值	质量评价标准	参考分值
操作前准备标准（10分）	1. 操作者准备：着装整洁，修剪指甲，七步洗手法清洗双手	1	不整洁，未洗手，未剪指甲	1
	2. 核对项目	1	未核对	1
	3. 核对：房号、床号、姓名 解释：向老人解释开塞露简易通便目的、方法、注意事项及配合要点	1	解释不全面	1
	4. 评估：了解老人排便情况、心理状态、意识状态、配合程度、自理能力等	1	评估不准确	1
	5. 环境：关闭门窗，遮挡老人，安全整洁，宽敞明亮，适合操作	1	未评估环境	1
	6. 操作者准备：再次洗手，戴口罩	1	未洗手，未戴口罩	1
	7. 物品准备： 操作车上层：开塞露 1 支、一次性治疗巾 1 块、手套、卫生纸、弯盘、手消毒液、执行单、笔 操作车下层：生活垃圾桶、医疗垃圾桶	4	少一项或多一项用物扣 1 分	4
实施质量标准（75分）	1. 核对：推车至老人床旁，核对床尾卡，反问式核对老人的姓名，确认无误，做好解释，再次告知操作中配合方法	2	未核对	1
			未解释	1
	2. 环境：关闭门窗，拉上隔帘	2	未保暖	1
			未保护隐私	1
	3. 体位：老人取左侧卧位，双膝屈曲，褪裤至膝部，臀部移至床沿	10	体位不正确	5
			不舒适	2
			未交流	3

（续表）

项目	内容	分值	质量评价标准	参考分值
实施质量标准（75分）	4. 手消，将治疗巾垫于老人臀下，孔巾铺在老人臀部，暴露肛门	10	未手消	5
			未垫治疗巾	2
			未铺孔巾	3
	5. 将弯盘放于臀下治疗巾上，取卫生纸放于治疗巾上取用方便的地方	5	未放弯盘	3
			未备卫生纸	2
	6. 戴手套，打开开塞露并挤出少许液体润滑开口处	10	未戴手套	5
			未润滑	5
	7. 再次核对老人，操作者左手持卫生纸分开老人臀裂，暴露肛门，嘱老人深呼吸，右手将开塞露前端轻轻插入肛门后将药液全部挤入直肠内	10	未核对	3
			未暴露肛门	5
			动作粗暴	2
	8. 待药液全部挤入直肠，右手缓慢拔出开塞露，弃于医疗垃圾桶内；擦净肛门，内面向外脱下手套	15	污染床褥	5
			脱手套方法错误	5
			未擦净肛门	5
	9. 为老人穿好衣服，取舒适卧位，嘱其保留 5～10 分钟后排便	5	未嘱保留时间	3
			未取舒适体位	2
	10. 协助老人排便：行动不便者，给予便器	1	未协助	1
	11. 撤去治疗巾，整理床单位，开窗通风；用物分类处理；洗手，记录灌肠结果。口述：灌肠结果记录	5	缺一项扣 1 分	5
操作后处理标准（5分）	1. 对物品进行分类处理：开塞露包装、卫生纸、治疗巾、一次性手套放入医疗垃圾筒内；弯盘放在污染区待消毒，未污染、可继续使用物品归回原处 2. 按七步洗手法彻底清洗双手 3. 记录：在执行单签执行时间与全名	5	未整理用物	1
			未洗手	1
			未记录	3
理论（5分）	操作目的	5	每少一项扣 1 分	1
总体评价（5分）	操作熟练，动作轻柔，与老人进行交流，注意保护老人隐私 时间：5 分钟	5	不熟练不轻柔	1
			未保护隐私	2
			超时	2

四、注意事项

缓慢插入开塞露，防止黏膜损伤。

五、健康教育

1. 向老人解释维持正常排便的重要性。
2. 指导老人保持健康生活习惯以维持正常排便。

（黄莹）

第二十项　人工取便照护技术操作及评价标准

一、概念

人工取便是指用手指取出嵌顿在直肠内的粪便。

二、目的

1. 解除因排便困难引起的疼痛和紧张。
2. 防止便秘排便时造成肛周损伤和便血。
3. 预防排便用力引起的脑血管疾病、猝死等意外发生。

三、操作步骤

项目	内容	分值	质量评价标准	参考分值
操作前准备标准 10 分	1. 操作者准备：着装整洁，修剪指甲，七步洗手法清洗双手	1	不整洁，未洗手，未剪指甲	1
	2. 核对项目	1	未核对	1
	3. 核对：房号，床号、姓名 解释：向老人及家属解释人工取便的目的、方法、注意事项及配合要点	1	解释不全面	1
	4. 评估：老人的排便习惯、意识状态、活动能力、配合程度及心理状态	1	评估不准确	1
	5. 环境：整洁、安静、合适室温、光线、关闭门窗	1	未评估环境	1
	6. 操作者准备：再次洗手，戴口罩	1	未洗手，未戴口罩	1
	7. 用物准备： 操作车上层：手套、一次性垫巾、润滑剂、卫生纸、温水、水盆、毛巾、记录单、手消液 操作车下层：便器及便器巾、生活垃圾桶、医疗垃圾桶	4	少一项或多一项用物扣 1 分	4
	1. 推操作车至老人床旁，核对	5	未核对	5
	2. 体位：协助老人取左侧卧位，双腿屈膝，臀部移至床沿	10	体位不适宜	5
			未移近床沿	5
	3. 脱下裤子至大腿处，暴露臀部，臀下垫一次性垫巾	10	暴露臀部不充分	5
			未垫垫巾	5

（续表）

项目	内容	分值	质量评价标准	参考分值
实施质量标准（75 分）	4. 手消，操作者戴手套，右手食指涂润滑剂，左手拿卫生纸分开臀部，暴露肛门	15	未戴手套	5
			未润滑	5
			未暴露肛门	3
			未手消	2
	5. 嘱老人深呼吸，食指沿直肠一侧轻轻插入直肠内，慢慢由浅入深，将粪便一块一块取出放于便盆内，取便完毕，用卫生纸擦净肛门，脱手套	15	未沟通	3
			未润滑	3
			取便动作粗暴	3
			未擦净肛门	3
			未脱手套	3
	6. 用温水清洁肛门，热敷肛周 20 ～ 30 分钟，并用卫生纸擦净肛门及其周围皮肤	15	未清洗干净	5
			未热敷	5
			未擦干皮肤	5
	7. 撤去垫巾，穿好衣裤，摆舒适卧位，整理床单位	5	未摆舒适体位	3
			未撤垫巾	2
操作后处理标准（5 分）	1. 分类处理：一次性手套、一次性垫巾、卫生纸放入医疗垃圾桶；未污染、可继续使用物品归回原处 2. 按七步洗手法彻底清洗双手 3. 记录：取便量、性状、难易度、在执行单签执行时间与全名	5	未整理用物	1
			未洗手	1
			未记录	3
理论（5 分）	操作目的	5	每少一项扣 1 分	5
总体评价（5 分）	1. 操作程序、手法正确、动作轻巧 2. 与老人进行有效沟通，满足老人身心需要 3. 时间：6 分钟	5	不熟练	1
			操作致皮肤损伤	2
			沟通交流不恰当	1
			超时	1

四、注意事项

1. 操作动作轻柔，避免损伤肠黏膜和引起肛门周围水肿。

2. 避免使用器械取便，误伤肠黏膜。

3. 操作中观察老人，如出现面色苍白、出冷汗、呼吸急促、疲倦等立即停止操作，休息片刻再继续操作，必要时及时就医。

4. 操作中，注意保暖，保护隐私。

五、健康教育

1. 向老人解释预防便秘的重要性。

2. 向老人解释维持正常排便习惯的重要性。

3. 指导老人养成正确健康的生活习惯。

（黄莹）

第二十一项　造口照护技术操作及评价标准

一、概念

造口：消化系统或泌尿系统疾病引起的需要通过外科手术治疗对肠管进行分离，将肠管的一端引出到体表（肛门或尿道移至腹壁）形成一个开口。

二、目的

1. 保持造口周围皮肤清洁。
2. 帮助老人掌握护理造口的方法。

三、操作步骤

项目	内容	分值	质量评价标准	参考分值
操作前准备标准（10 分）	1. 操作者准备：着装整洁，修剪指甲，七步洗手法清洗双手	1	不整洁，未洗手，未剪指甲	1
	2. 核对项目	1	未核对	1
	3. 核对：房号、床号、姓名 解释：向老人及家属解释造口的目的、方法、注意事项及配合要点	1	解释不全面	1
	4. 评估：造口的类型、功能状况、有无并发症、评估周围皮肤情况，老人的情况、意识状态、活动能力、配合程度	1	评估不准确	1
	5. 环境：整洁、安静、合适室温、光线、关闭门窗，隔帘遮挡老人	1	未评估环境	1
	6. 操作者准备：再次洗手，戴口罩	1	未洗手，未戴口罩	1
	7. 用物准备： 操作车上层：治疗盘 1 个、内备一次性治疗巾、纱布或纸巾、剪刀、治疗碗 1 个（内盛盐水棉球或温开水）、造口袋 1 套（一件式或两件式）、造口测量尺、医嘱执行单、笔，必要时备皮肤保护膜、造口护肤粉、防漏膏等 操作车下层：生活垃圾桶、医疗垃圾桶	4	少一项或多一项用物扣 1 分	4

（续表）

项目	内容	分值	质量评价标准	参考分值
实施质量标准（75 分）	1. 推车至老人床旁，核对	5	未核对	5
	2. 体位：协助老人摆好体位，暴露造口部位，造口处身下铺治疗巾，注意保暖	5	不舒适	1
			未充分暴露造口	2
			未铺治疗巾	1
			未保暖	1
	3. 更换造口底盘及造口袋：暴露造口部位，去除旧造口袋，一手固定造口底盘周围皮肤，一手由上向下移除造口袋。观察排出物的颜色、量、性状	15	未固定皮肤	5
			动作粗暴	5
			未观察排泄物	5
	4. 观察造口黏膜及周围皮肤情况：造口黏膜及造口周围皮肤有无红疹、皮损、溃烂等情况；观察造口底板渗漏溶解的部位与方向，检查造口周围皮肤是否平坦	5	观察少一项扣 1 分	5
	5. 清洗造口及周围皮肤情况：用纱布或纸巾沾温水后（必要时用生理盐水）由外向内轻轻擦洗造口，同样方法清洗造口周围皮肤，然后用纸巾或干纱布彻底擦干皮肤	10	清洁顺序错误	5
			未擦干皮肤	5
	6. 用造口测量尺测量造口的大小和形状并绘线，做记号	5	测量不准	5
	7. 按记号修剪造口底盘，裁剪的开口与造口黏膜之间保持适当空隙（1 ～ 2 mm）。如造口局部有出血或皮肤过敏、溃破情况，可先用皮肤保护粉喷洒，再用纸巾将多余的保护粉擦去；如皮肤有凹陷或瘢痕，可用防漏膏将凹陷的皮肤或瘢痕填平	15	剪裁开口不标准	5
			未做皮肤保护	5
			未填平皮肤	5
	8. 按照造口位置自下而上粘贴造口袋，用手按压底盘 1 ～ 3 分钟	10	粘贴不严	5
			未按压	5
	9. 协助老人取舒适体位，整理床单位。指导老人注意事项和健康宣教，操作结束同老人道谢	5	体位不舒适	3
			未交流	2
操作后处理标准（5 分）	1. 分类处理：造口袋，纱布，治疗巾放入医疗垃圾桶，未污染、可继续使用物品归回原处 2. 按七步洗手法彻底清洗双手 3. 记录：在执行单签执行时间与全名	5	未整理用物	1
			未洗手	1
			未记录	3
理论（5 分）	操作目的、评估、健康教育	5	每少一项扣 1 分	5
总体评价（5 分）	1. 操作程序、手法正确、动作轻巧 2. 与老人进行有效沟通，满足老人身心需要 3. 时间：6 分钟	5	不熟练	1
			操作致皮肤损伤	2
			沟通交流不恰当	1
			超时	1

四、注意事项

1. 撕离造口袋时注意保护皮肤，防止皮肤损伤。

2. 贴在造口袋前要保证造口周围皮肤干燥。

3. 造口袋裁剪时与实际造口方向相反，不规则造口要注意裁剪方向。

4. 造口袋底盘与造口黏膜之间保持适当空隙（1 ～ 2 mm）。

5. 底盘粘贴时尽量避开皮肤凹陷、瘢痕或皱褶处，如无法避开，可用防漏膏或防漏条填平，再贴造口袋，以免造成粘贴不实，粪液沿缝隙处渗漏。

6. 教会老人及家属观察造口血运情况，并定期手扩造口，防止造口狭窄。

7. 术后早期，老年人以卧位为主，造口袋开口可向一侧床边。术后恢复期的老人，坐立的机会增加，造口袋的开口应向下对着自己的大腿。

8. 更换造口袋时应当防止袋内容物排出污染伤口。

五、健康教育

1. 避免提重物，以防并发症的出现。

2. 老年人术后应保持适当运动，运动时可使用造口腰带，以增加腹部支撑力。

3. 老人若出现便秘或粪石嵌塞等异常情况，需要去医院进行复查。

4. 忌辛辣、刺激性及初次接触的食物等，以预防腹泻的发生。

（黄莹）

第二部分　基础照护技术

第一项　生命体征测量照护技术操作及评价标准

一、概念

生命体征是体温、脉搏、呼吸和血压的总称，它是机体内在活动的一种客观反映，是衡量机体身心状况的可靠指标。

二、目的

1. 测量记录体温、脉搏、呼吸、血压。
2. 监测生命体征，为情况变化提供依据。

三、操作步骤

项目	内容	分值	质量评价标准	评分标准
操作前准备标准（10 分）	1. 操作者自身准备：着装整洁，修剪指甲，洗手	1	不整洁，未洗手，未剪指甲	1
	2. 核对项目	1	未核对	1
	3. 解释：向老人解释生命体征测量的目的、方法、注意事项及配合要点	1	解释不全面	1
	4. 评估：了解老人的一般情况，如年龄、性别、文化程度、意识、疾病类型、合作程度等，判断用何种测体温的方法，评估老人有无偏瘫、肢体功能障碍、既往手术史等 口述：测量前若有运动、进食、冷热饮、冷热敷、洗澡、坐浴、灌肠等，应休息 20 ～ 30 分钟后再测量	2	评估不准确	1
			未口述	1
	5. 环境：安全整洁，宽敞明亮，适合操作	1	未评估环境	1
	6. 操作者个人准备：七步洗手法清洗双手，戴口罩	1	未洗手，未戴口罩	1
	7. 物品准备 车上层：治疗盘内备：容器两个（一个为清洁容器放已消毒的体温计，另一个放测温后的体温计）、含消毒液纱布、表（有秒针）、记录本、笔；若测肛温，另备润滑油、棉签、卫生纸；听诊器、血压计；必要时备棉花 车下层：生活垃圾桶、医疗垃圾桶	3	少一项或多一项用物扣 1 分	3
	1. 核对：推车至老人床旁，核对床尾卡，反问式核对老人的姓名，确认无误，做好解释，再次告知操作中配合方法	2	未核对	1
			未解释	1
	2. 体位：仰卧位或半坐卧位	1	未取适当体位	1
	3. 手消	1	未手消	1

（续表）

项目	内容	分值	质量评价标准	评分标准
实施质量标准（75分）	4. 检查体温计水银柱在35℃以下	1	未检查刻度	1
	5. 测量体温 ▲腋温 口述：用于无法测量口温者。测量方法安全 放表：掀开老人一侧被角，使用清洁干燥纱布擦干腋下汗液；体温计水银端紧贴皮肤放于腋窝处；嘱老人屈臂过胸，夹紧体温计，不能合作者，应协助老人夹紧 口述测量时间：10分钟 ▲口温 放表：嘱老人张口抬舌，操作者将口表水银端斜放于舌下热窝；放妥后嘱老人将舌放平，闭口，用鼻呼吸；切忌咬口表 口述测量时间：3分钟 ▲肛温 口述：用于昏迷、精神异常者。测量方法准确但不方便 放表：嘱老人侧卧、俯卧、屈膝仰卧位，暴露并清洁肛门；润滑肛表水银端，插入肛门3～4 cm 口述测量时间：3分钟	20	口述错误	1
			未擦汗	2
			未嘱老人注意事项	2
			放置位置错误	2
			未口述测量时间	1
			未口述	1
			口述错误	1
			未口述测量时间	1
			卧位错误	2
			未清洁肛门	2
			未润滑肛表	2
			插入深度错误	2
			未口述测量时间	1
	6. 测量脉搏 （1）右手食指、中指、无名指的指端按放在桡动脉搏动处 （2）左手持表于眼前 （3）测量15～30秒，将测得脉率乘以4（或2）得出每分钟脉搏次数，异常脉搏测量一分钟 （4）短绌脉测量时，应由2人合作，由测心音者发出“起”信号，计数1分钟	6	测量方法错误	2
			计算方法错误	2
			未两人合作	2
	7. 测量呼吸 （1）测量脉搏的手不动，观察胸腹起伏，测量呼吸 （2）测量30秒后乘以2，异常呼吸测量1分钟 （3）危重老人气息微弱不易观察时，可用棉花少许置于鼻孔前，用棉花吸动的情况计数	4	测量方式不正确	1
			观察时间不正确	1
			危重老人测量方式不正确	2
	8. 记录脉搏、呼吸	1	未记录	1
	9. 测血压准备 （1）暴露近侧上臂 （2）使肱动脉、右心房与血压计零点在同一水平 （3）缠绕袖带（平整），下缘距肘窝2～3 cm，松紧以能插入一指为宜 （4）放置听诊器于肱动脉搏动处并用左手轻按	10	肢体暴露错误	2
			未在同一水平	2
			松紧不合适	3
			听诊器放置错误	3
	10. 测量血压 （1）打开水银柱开关，视线与水银柱平行 （2）右手握气球，关闭气门充气，至阻断肱动脉，搏动音消失后，再继续充气使压力增高20～30 mmHg （3）缓慢放开气门，以每秒4 mmHg速度放气，并观察刻度，当听到第一声搏动时，汞柱所指的刻度为收缩压，当搏动音消失或变弱时所指的刻度为舒张压 （4）如需重复测量，应将袖带内气体放完，使水银柱降到零，稍停，再重复测量 （5）测量完毕，将血压计倾斜45℃，关闭水银槽开关，袖带放于盒内卡好金属螺旋 （6）记录血压值	14	视线与水银柱未平行	2
			充气错误	2
			放气速度过快或过慢	3
			读血压值的时间不正确	3
			关闭血压计方法错误或未关闭	2
			未记录	2

（续表）

项目	内容	分值	质量评价标准	评分标准
实施质量标准（75分）	11. 记录体温：按要求时间取出体温计，用消毒纱布擦净，平视读数，记录温度值	6	计数时间错误	2
			未消毒	2
			读数错误	2
	12. 甩体温计于35℃以下，将体温计浸入盛有消毒溶液的容器中	4	未甩体温计	2
			未浸入消毒液中	2
	13. 整理用物	2	未整理用物	2
	14. 安置老人：帮助老人整理衣袖，使之取舒适体位，向老人交代注意事项	3	未安置老人	1
			未整理老人衣袖	1
			未交待注意事项	1
操作后处理标准（5分）	1. 对物品进行分类处理：将棉签放入医疗垃圾筒内；其他未污染、可继续使用物品归回原处	5	未分类处理用物	1
	2. 按七步洗手法彻底清洗双手		未洗手	1
	3. 记录：在执行单签执行时间与全名 在护理记录单上记录生命体征测量的日期、时间；老人反应，并签名		未记录	3
理论（5分）	测量口温、肛温、腋温的适应证、禁忌症及测量时间	5	每少一项扣1分	5
总体评价（5分）	1. 结果准确	5	结果不准确	1
	2. 记录准确		记录不准确	1
	3. 测量时间15分钟（从测量开始到记录结束）		超时	1
	4. 与老人的沟通交流到位		沟通不顺畅	1
	5. 能口述注意事项		未口述	1

四、注意事项

1. 鼻、口腔疾病，昏迷的老人，不能用口腔测量。需测肛温时，应协助扶住体温计，不得离开，以防折断、脱落或滑入直肠内。肛门、直肠疾患，热水坐浴或灌肠后15分钟内，不可测肛温。

2. 发现体温与情况不相符时，应复测，极度消瘦的老人不宜测量腋温。

3. 如老人不慎咬破体温计，应当立即清除口腔内的玻璃碎片，再口服蛋清或牛奶延缓汞的吸收。若情况允许，可服用富含纤维食物以促进汞的排出。

4. 测量前嘱咐老人安静休息30分钟，排空膀胱，避免情绪激动、剧烈运动及冷热刺激。呼吸速率受意识影响，测量时不必告知老人。

5. 进食冷热食物后应过15分钟后方可测量口温。

6. 使用前检查体温计是否完好，将水银柱甩至35℃以下。

7. 脉搏短绌时，需两位操作者同时测量一分钟，一人测心率，一人测脉搏。

8. 测量血压时，要保持操作者视线与血压计刻度平行，袖带合适，衣袖不可过紧。

9. 测量血压充气压迫时间不能过长，而使血压升高。

10. 长期测量血压者，应做到“四定”，即定时间、定部位、定体位、定血压计。

发现血压听不清或异常，应重新测量。重测时，待水银柱将降“0”点，稍等片刻后再进行。

五、健康教育

1. 给老人讲解生命体征测量的目的、操作过程，以减轻焦虑。
2. 告诉老人若测量时或测量后有不适，应及时告知操作者。

（段莉）

第二项　压疮照护技术操作及评价标准

一、概念

压疮是指身体局部组织长期受压，血液循环障碍，局部组织持续缺血、缺氧，营养缺乏，致使皮肤失去正常功能而引起的局限性组织破损和坏死，通常位于骨隆突处，由压力（包括压力联合剪切力）所致。

二、压疮发生的原因

压疮的形成是一个复杂的病理过程，是局部和全身因素综合作用所引起的皮肤组织的变性和坏死。

（一）力学因素

压疮不仅由垂直压力引起，还可由摩擦力和剪切力引起，通常是 2 ～ 3 种力联合作用所导致。

1. 垂直压力：对局部组织的持续性垂直压力是引起压疮的最重要原因。当持续性垂直压力的强度和作用时间超过一定范围时，即可导致组织发生缺血、溃烂或坏死。压力越大，持续时间越长，发生压疮的概率越高；压疮发生也与组织耐受性有关，肌肉和脂肪组织因代谢活跃，故更为敏感，因此较早出现变性和坏死。垂直压力常见于长时间采用某种体位，如卧位、坐位者。

2. 摩擦力：由两层相互接触的表面发生相对移动而产生。摩擦力作用于皮肤可损害皮肤的保护性角质层而使皮肤屏障作用受损，增加皮肤对压疮的敏感性。摩擦力主要来源于皮肤与衣、裤或床单表面逆行的阻力摩擦，尤其当床面不平整（如床单或衣裤有皱褶或床单有渣屑）时，皮肤受到的摩擦力会增加。老人在床上活动或坐轮椅时，搬运老人时的拖拉动作均会产生摩擦力而使老人皮肤受损，易受潮湿、污染而发生压疮。

3. 剪切力：由两层组织相邻表面间的滑行而产生的进行性相对移位所引起，由压力和摩擦力协同作用而成，与体位有密切关系。如半坐卧位时，骨骼及深层组织由于重力作用向下滑行，而皮肤及表层组织由于摩擦力的缘故仍停留在原位，从而导致两层组织间产生牵张而形成剪切力。剪切力发生时，因由筋膜下及肌肉内穿出供应皮肤的毛细血管被牵拉、扭曲、撕裂，阻断局部皮肤、皮下组织、肌层等全层组织的血液供应，引起血液循环障碍而发生深层组织坏死，形成剪切力性溃疡。

（二）局部潮湿或排泄物刺激

因大小便失禁、汗液及各种渗出液、引流液等引起的潮湿刺激导致皮肤浸渍、松软，屏障作用减弱，易受剪切力和摩擦力等损伤。尤其是尿液和粪便中的化学物质刺激致使皮肤酸碱度发生改变，降低表皮角质层的保护能力，皮肤组织破溃，容易继发感染。此外，必要的擦洗会进一步清除保护皮肤的天然润滑剂，增加皮肤的易损性。

（三）营养状况

全身出现营养障碍时，营养摄入不足，蛋白质合成减少，出现负氮平衡，皮下脂肪减少，肌肉萎缩。一旦受压，骨隆突处皮肤要承受外界压力和骨隆突本身对皮肤的挤压力，受压处因缺乏肌肉和脂肪组织保护而容易引起血液循环障碍，出现压疮。过度肥胖者卧床时体重对皮肤的压力较大，因此更易发生压疮。

（四）年龄

老年人的皮肤在解剖结构、生理功能及免疫功能等方面均出现衰退现象，表现为皮肤松弛、干燥、缺乏弹性，皮下脂肪萎缩、变薄，皮肤抵抗力下降，对外部环境反应迟钝，皮肤血流速度下降且血管脆性增加，导致皮肤易损性增加。

（五）体温升高

体温升高时，机体新陈代谢率增高，组织细胞对氧的需求量增加。而局部组织受压，使已有的组织缺氧更加严重。因此，严重感染伴有高热且存在组织受压情况者，更易发生压疮。

（六）医疗器械使用不当

因医疗器械，如心电监护、吸氧面罩、呼吸机、气管切开导管、矫正器或各种约束装置使用不当，可在使用部位产生压力和（或）造成局部温湿度改变，而导致不同程度的压疮。

（七）机体活动和（或）感觉障碍

自主活动能力减退或丧失可使局部组织长期受压，血液循环障碍而发生压疮。感觉障碍可造成机体对伤害性刺激的反应减弱，保护性反射迟钝，长时间受压，局部组织坏死而发生压疮。

（八）急性应激因素

急性应激引起机体对压力的敏感性增加，使压疮发生概率增大。另外，急性应激引起体内代谢紊乱，中枢神经系统和神经内分泌传导系统发生紊乱，机体内环境的稳定性被破坏，组织失去承压能力，从而引发压疮。

三、压疮的分期及主要表现

压疮的发生为渐进性过程，目前常用的分类系统是依据其损伤程度将压疮分为四期：

序号	分期	主要表现
1	Ⅰ期：淤血红润期	此期为压疮初期 皮肤完整，表现为红、肿、热、痛或麻木，出现压之不褪色红斑。此期皮肤完整性未被破坏，仅出现暂时性血液循环障碍，为可逆性改变
2	Ⅱ期：炎性浸润期	皮肤的表皮层、真皮层或二者发生损伤或坏死。受压部位呈紫红色，皮下产生硬结。皮肤因水肿而变薄，常有水疱形成，且极易破溃。水疱破溃后表皮脱落显露潮湿、红润的创面，老人有疼痛感
3	Ⅲ期：浅度溃疡期	全层皮肤破坏，可深及皮下组织和深层组织。表皮水疱逐渐扩大、破溃，真皮层创面有黄色渗出液、感染后表面有脓液覆盖，致使浅层组织坏死，形成溃疡，疼痛感加重
4	Ⅳ期：坏死溃疡期	此期为压疮严重期 坏死组织侵入真皮下层和肌肉层，感染向周边及深部扩展，可深达骨面。坏死组织发黑，脓性分泌物增多，有臭味。严重者细菌入血可引起脓毒败血症，造成全身感染，甚至危及生命

当压疮创面覆盖较多的坏死组织或局部皮肤出现紫色、焦痂等改变时，难以准确划分。因而，美国压疮咨询委员会（National Pressure Ulcer Advisory Panel，NPUAP）于2007年首次提出在Ⅰ～Ⅳ期压疮分期的基础上，增加可疑深部组织损伤期和不可分期压疮，新的压疮分期进一步描述了局部组织损伤累及的深度和结构，澄清了临床上难以划分的压疮分期，有助于提高判断分期的准确性。

四、压疮的评估

客观、动态、及时、综合、有效地进行结构化风险评估，判断危险因素，进而制定并采取个体化预防措施，对预防压疮至关重要。

危险因素评估内容包括：①皮肤状态评估；②行为 / 行动能力评估；③灌注及氧合；④营养状态；⑤皮肤潮湿度；⑥其他：年龄、体温、感觉、血液学指标及健康状况。

评估时可使用风险评估工具，通过评分方式对老人发生压疮的危险因素进行定性和定量的综合分析，由此判断其发生压疮的危险程度，提高压疮预防工作的有效性和照护质量。常用的风险评估工具包括：Braden 危险因素评估表、Norton 压疮风险评估量表、Waterlow 压疮风险评估量表及 Andersen 危险指标记分法等。应用压疮风险评估工具时需根据老人的具体情况进行动态评估，并及时修正措施，实施重点预防。

1. Braden 危险因素评估表

目前国内外用来预测压疮发生风险的较为常用的方法之一，对压疮高危人群具有较好的预测效果，且评估简便、易行。该表的评估内容包括感觉、潮湿、活动力、移动力、营养及摩擦力和剪切力 6 个部分。总分值范围为 6 ～ 23 分，分值越少，提示发生压疮的风险越高。评分≤ 18 分，提示老人有发生压疮的危险，建议尽早采取预防措施。

Braden 危险因素评估表

项目 / 分值	1	2	3	4
感觉：对压力相关不适的感受能力	完全受限	非常受限	轻度受限	未受损
潮湿：皮肤暴露于潮湿环境的程度	持续潮湿	潮湿	有时潮湿	很少潮湿
活动力：身体活动程度	限制卧床	坐位	偶尔行走	经常行走
移动力：改变和控制体位的能力	完全无法移动	严重受限	轻度受限	未受限
营养：日常食物摄取状态	非常差	可能缺乏	充足	丰富
摩擦力和剪切力	有问题	有潜在问题	无明显问题	—

2.Norton 压疮风险评估量表

目前公认用于预测压疮发生的有效评分方法之一，特别适用于老年人的评估。此评估表从身体状况、精神状态、活动能力、灵活程度及失禁情况 5 个方面进行评估，总分值范围为 5 ～ 20 分，分值越少，表明发生压疮的危险性越高。评分≤ 14 分，提示易发生压疮。

由于此评估表缺乏对于营养状态的评估，故使用时需补充相关内容。

Norton 压疮风险评估量表

身体状况	精神状态	活动能力	灵活程度	失禁情况
良好 4	思维敏捷 4	可以走动 4	行动自如 4	无失禁 4
一般 3	无动于衷 3	需协助 3	轻微受限 3	偶有失禁 3
不好 2	不合逻辑 2	坐轮椅 2	非常受限 2	经常失禁 2
极差 1	昏迷 1	卧床 1	不能活动 1	二便失禁 1

五、压疮的高危人群及易患部位

1. 高危人群

①神经系统疾病老人；②脊髓损伤老人；③身体衰弱、营养不良老人；④肥胖老人；⑤水肿老人；⑥疼痛老人；⑦发热老人；⑧使用医疗器械老人；⑨手术老人。

2. 易患部位

长期受压及缺乏脂肪组织保护、无肌肉包裹或肌层较薄的骨隆突处。

卧位不同，受压点不同，好发部位也不同。

体位	好发部位
仰卧位	枕骨粗隆、肩胛部、肘部、脊椎体隆突处、骶尾部及足跟部
侧卧位	耳廓、肩峰、肋骨、肘部、髋部、膝关节内外侧及内外踝处
俯卧位	面颊部、耳廓、肩部、女性乳房、男性生殖器、髂嵴、膝部及足尖处
坐位	坐骨结节处
医疗器械接触部位	无创面罩、连续加压装置、夹板、支架、尿管、矫正器、各种约束装置

六、压疮的预防

压疮预防的关键在于加强管理，消除危险因素。压疮一旦发生，会对老人及其家庭乃至社会产生不利影响，因而压疮的预防尤为重要。照护者们在工作中应做到“六勤”（勤观察、勤翻身、勤按摩、勤擦洗、勤整理及勤更换）。交接班时，照护者应严格、细致地交接老人的局部皮肤情况和照护措施的执行情况。

（一）进行系统、全面的皮肤评估

1. 评估皮肤有无红斑，若有红斑需鉴别红斑范围和分析红斑产生原因；
2. 评估皮肤温度、有无水肿和疼痛，以及相对于周围组织硬度的改变；
3. 特别注意医疗器械下方和医疗器械周围受压皮肤有无压力相关损伤。

（二）采取预防性皮肤照护措施

1. 摆放体位时避免红斑区域受压；
2. 保持皮肤清洁干燥，避免局部不良刺激；
3. 禁止用力擦洗或按摩压疮易患部位的皮肤，防止损伤皮肤；
4. 为失禁老人制定并执行个体化失禁管理计划；
5. 使用皮肤保护用品或采取隔离防护措施，预防皮肤浸渍。

（三）营养筛查与营养评估

经筛查有营养不良风险者，需进行全面营养评估并制定个体化营养治疗计划。在病情允许的情况下，给予压疮高危人群高热量、高蛋白及高维生素饮食，增强机体抵抗力和组织修复能力，并促进创面愈合。对于压疮高危人群可适当补充维生素 C 和锌，对伤口愈合具有重要作用。

（四）定时进行体位变换

体位变换可间歇性解除压力或使压力再分布，避免局部组织长期受压，从而减轻受压程度。经常翻身是长期卧床老人最简单而有效地解除压力的方法。

1. 翻身频率需根据老人的组织耐受度、移动和活动能力、病情以及皮肤状况而定。一般每 2 小时翻身一次，必要时每 30 分钟翻身一次。

2. 变换体位时需掌握翻身技巧或借助辅助装置，避免拖、拉、推等动作，避免皮肤受摩擦力和剪切力的损伤。

3. 体位变换后需合理摆放体位：①长期卧床老人，可采用 30° 斜侧卧位，避免采用使压力加大的躺卧姿势，如 90° 侧卧位或半坐卧位；②在病情允许情况下床头抬高角度限制于 30° 内，避免身体下滑而形成剪切力；③长期坐位老人，除需注意维持其稳定性及全范围活动性外，还应注意保持合适坐姿以减轻剪切力和压力对皮肤和软组织的作用。

④体位变换后需合理选择体位装置进行局部减压。天然羊皮垫有助于预防压疮。环形或圈形器械因边缘产生高压区，导致周围组织血液循环障碍而损害组织，故不推荐使用。

4. 变换体位的同时，应评估老人皮肤情况，建立床头翻身记录卡，记录翻身时间、卧位变化及皮肤情况。

翻身记录卡

姓名：　　　　房床号：			
日期 / 时间	卧位	皮肤情况及备注	执行者

（五）选择和使用合适的支撑面

支撑面是指用于压力再分布的装置，可调整组织负荷和微环境情况，如泡沫床垫、气垫床、减压坐垫等。选择支撑面时需考虑老人制动的程度、对微环境控制和剪切力降低的需求、老人的体型和体重，以及压疮发生的危险程度等因素。但是，尽管使用了支撑面，仍需不断进行体位变换以预防压疮发生。

（六）鼓励老人早期活动

早期活动可降低因长期卧床造成老人情况恶化的风险，活动频率和活动强度需根据老人耐受程度和发生压疮危险程度决定。在病情允许情况下，协助老人进行肢体功能练习，鼓励老人适当离床活动，预防压疮发生。

（七）采取措施预防医疗器械相关压疮

1. 合理选择和正确使用医疗器械：选择医疗器械时避免压力和（或）剪切力所致的损伤。

2. 使用时佩戴合适，避免过度受压，在不造成额外压力的情况下防止脱落。

3. 定期评估皮肤，做好皮肤照护：每天至少检查医疗器械下方或周围皮肤两次，观察有无压力相关损伤的迹象，并注意保持医疗器械下方皮肤的清洁干燥。

4. 对于局限性或全身性水肿老人需增加皮肤评估次数。

5. 采取压力再分布措施：通过调整体位、交替使用或重新放置医疗器械，使医疗器械所致压力得以再分布。

6. 使用预防性敷料。

（八）健康教育

确保老人和家属的知情权，使其了解自身皮肤状态及压疮的危害，指导其掌握预防压疮的知识和技能，如营养知识、翻身技巧及预防皮肤损伤的技巧等，从而鼓励老人及家属有效参与或独立采取预防压疮的措施。

七、压疮的治疗与照护

压疮的治疗采取局部治疗和全身治疗相结合的综合性治疗措施。

（一）全身治疗与照护积极治疗原发病，补充营养和进行全身抗感染治疗等

1. 良好的营养是创面愈合的重要条件，因此应给予老人平衡饮食，增加蛋白质、维生素及微量元素的摄入。①对长期不愈的压疮，可静脉滴注复方氨基酸溶液；②低蛋白血症老人可静脉输入血浆或人血清蛋白，提高血浆胶体渗透压，改善皮肤血液循环；③胃肠道摄入、消化和吸入营养障碍者可采用全胃肠外营养治疗，保证营养物质供给以满足机体代谢需要。

2. 遵医嘱给予抗感染治疗，预防败血症发生。

3. 加强心理照护，消除不良心境，促进身体早日康复。

（二）局部治疗与照护除可采取上述压疮预防措施用于压疮的局部治疗和照护外，还需根据压疮各期创面的特点和伤口情况，采取针对性的治疗和照护措施

Ⅰ期淤血红润期，照护重点：去除致病原因，保护局部皮肤，促进局部血液循环，防止压疮继续发展；

Ⅱ期炎性浸润期，照护重点：保护皮肤，加强创面水疱内渗液的保护和处理，预防感染；

Ⅲ期和Ⅳ期溃疡期，照护重点：清洁伤口，清除坏死组织，妥善处理伤口渗出液，促进肉芽组织生长，预防和控制感染。

1. 压疮评估及愈合监测

全面的压疮评估是制定压疮治疗和照护方案的前提。初始评估后，需每周进行压疮评估至少一次，评估内容包括压疮的部位、分期、大小（长、宽、深）、颜色、组织类型、创缘、窦道、潜行、瘘管、渗出、气味及伤口周围情况等。每次更换敷料时需根据创面情况、渗出液变化和有无感染迹象等判断压疮是否改善或恶化。若伤口面积增大、组织类型改变、伤口渗液增多或出现感染等其他迹象，提示压疮恶化，需及时调整治疗方案；若渗液减少、伤口面积缩小和创面组织好转，提示压疮愈合良好。

压疮的愈合监测应由医疗专业人员辅以压疮评估工具和数字成像得以完成，对压疮愈合过程进行精确测量和描述有助于评价伤口的愈合趋势，为进一步治疗提供依据。常用于评估压疮愈合过程的量表包括 Bates-Jensen 伤口评价工具（Bates-Jensen Wound Assessment Tool，BWAT）、压疮愈合量表（Pressure Ulcer Scale for Healing，PUSH）和压疮状态工具（Pressure Sore Status Tool，PSST）等。

2. 疼痛评估与处理

压疮会产生痛感，无论在静息状态，还是在进行治疗和照护操作时均可出现。因而，做好压疮相关性疼痛的评估、预防和管理，尤其是预防和减轻治疗和照护操作所致的疼痛至关重要。如为老人变换体位时，可使用吊带或转运床单以减少摩擦力和剪切力，同时保持床单平整无皱褶；摆放体位时避开压疮部位和避免采用导致压力增加的体位；选择敷料时选择更换频率低、容易去除的敷料，避免对皮肤产生机械性损伤。在伤口治疗和照护操作开始前需采取充分的疼痛控制手段。

3. 合理使用伤口敷料

湿性伤口愈合理论提出，适度湿润、密闭、微酸（接近于皮肤 pH）、低氧或无氧且接近于体温的伤口环境为创面愈合的适宜环境。随着湿性伤口愈合理论的提出及创面愈合病理生理过程的深入研究，湿性敷料不断改进并发展，目前已广泛用于压疮的临床治疗。常用的湿性敷料包括水胶体敷料、透明膜敷料、水凝胶敷料、藻酸盐类敷料、泡沫敷料、银离子敷料、硅胶敷料和胶原基质敷料等。每种类型敷料具有各自的优缺点和临床适应证，需根据保持创面湿性环境的特性，伤口渗出物的性质和量，创面基底组织状况，压疮周围情况，压疮大小、深度和部位，以及是否存在瘘管和（或）潜行等因素进行选择。

4. 伤口照护——清洗和清创

（1）清洗：每次更换敷料时需进行伤口清洗，以清除表面残留物和敷料残留物。伤口清洗液需根据伤口类型进行选择，创面无感染时多采用对健康组织无刺激的生理盐水进行冲洗；对确诊感染、疑似感染或疑似严重细菌定植的压疮，需根据创面细菌培养及药物敏感试验结果选择带有表面活性剂和（或）抗菌剂的清洗液。清洗时需避免交叉感染，并注意窦道、潜行或瘘管的处理。

（2）清创：指清除压疮创面或创缘无活力的坏死组织。常用的清创方法包括外科清创、保守锐性清创、自溶性清创、生物性清创和机械性清创。清创方法需根据老人的病情和耐受性、局部伤口坏死组织情况和血液循环情况选择。对于免疫缺陷、供血障碍和全身败血症期间未采用抗生素治疗的老人，清创应慎重。

（三）药物治疗

为控制感染和增加局部营养供给，可于局部创面采用药物治疗，如碘伏、胰岛素等，或采用具有清热解毒、活血化瘀、去腐生肌的中草药治疗。

（四）手术治疗

对于经保守治疗无效的Ⅲ期和Ⅳ期压疮，或已发展为蜂窝织炎或疑似有败血症，或伴有潜行、窦道、瘘管和（或）广泛坏死组织的压疮，可采用手术方法予以修复。照护者需加强围术期照护，如术后体位减压，密切观察皮瓣的血供情况和引流物的性状，加强皮肤照护，减少局部刺激等。

其他新兴治疗方法：将生长因子、生物物理方法等用于压疮治疗。

八、质量评价标准

1. 照护期间有效预防压疮发生。
2. 一旦发生压疮，能够识别压疮的分期，采用适宜的照护措施。
3. 必要时，联系专业医护团队进行进一步的治疗与照护。

（单媛）

第三项　超声雾化吸入照护技术操作及评价标准

一、概念

超声雾化吸入法是应用超声波声能将药液变成细微的气雾，再由呼吸道吸入，以预防和治疗呼吸道疾病的方法。

二、目的

1. 湿化气道：常用于呼吸道湿化不足、痰液黏稠、气道不畅者，也可作为气管切开术后常规治疗手段。

2. 控制感染：消除炎症，控制呼吸道感染。常用于患有咽喉炎、支气管扩张、肺炎、肺脓肿、肺结核者。

3. 改善通气：解除支气管痉挛，保持呼吸道通畅。常用于患支气管哮喘者。

4. 祛痰镇咳：减轻呼吸道黏膜水肿，稀释痰液，帮助祛痰。

三、操作部骤

项目	内容	分值	质量评价标准	参考分值
操作前准备标准（30分）	1. 操作者自身准备：着装整洁，修剪指甲，洗手	1	不整洁，未洗手，未剪指甲	1
	2. 核对项目	1	未核对	1
	3. 核对老人、评估并解释：核对老人床号、姓名、年龄、意识、治疗情况、心理状态、合作程度；向老人解释超声雾化吸入的目的、方法、注意事项及配合要点	2	评估不完整	1
			解释不全面	1
	4. 评估环境：温湿度适宜、安静、整洁、适宜操作	1	未评估环境	1
	5. 操作者个人准备：七步洗手法清洗双手，戴口罩	1	未洗手，未戴口罩	1
	6. 物品准备 车上备： （1）超声雾化器一套（附件：有螺纹管、面罩或口含嘴） （2）药液（① 控制呼吸道感染，消除炎症：常用庆大霉素、卡那霉素等抗生素；② 解除支气管痉挛：常用氨茶碱、沙丁胺醇等；③ 稀释痰液，帮助祛痰：常用 α- 糜蛋白酶等；④ 减轻呼吸道黏膜水肿：常用地塞米松等） （3）治疗盘内：小药杯一个、生理盐水一瓶、冷蒸馏水 250 mL、无菌容器内放无菌小纱布 1 ～ 2 块、无菌镊子一把浸泡在有消毒液的容器中、水温计一支、弯盘一个、一次性治疗巾一块、纱布 1 ～ 2 块（或老人自备毛巾） （4）执行单、笔 车下备：医疗垃圾筒、生活垃圾筒	8	少一项或多一项用物扣 1 分	8

（续表）

项目	内容	分值	质量评价标准	参考分值
操作前准备标准（30 分）	7. 雾化器的准备：①在治疗室检查雾化器各部件是否完好，有无松动、脱落等异常情况。关闭所有开关，并确保药杯完好无损；②取下超声雾化器上盖，水槽内倒入清水至 250 mL，使浮子浮起，盖好上盖；③盖好雾化罐盖（药杯盖），并旋紧；④用无菌镊子取无菌小纱布一块放于滤风窗处，安好送风口，使送风口与药杯盖的进风口对正；⑤加药：将药液用生理盐水稀释至 30 ～ 50 mL，自药杯盖出雾口倒入雾化罐内；⑥自出风口用螺纹管连接面罩或口含嘴；⑦接通电源，旋转电源开关 / 雾量调节旋钮，打开电源开关，定时后，红色电源指示灯亮；再旋转旋钮打开雾化开关；⑧待有雾气喷出后，旋转电源开关 / 雾量调节旋钮到“0”位，关闭电源及雾化开关，取下电源插头，备用	16	8 个步骤每一项不正确扣 2 分	16
实施质量标准（40 分）	1. 核对：推车至老人床旁，核对床尾卡，反问式核对老人的姓名，确认无误，做好解释，再次告知操作中配合方法	5	未核对	2
			未解释	3
	2. 卧位：协助老人取舒适卧位（坐位、半卧位、侧卧位、平卧位，老人头转向操作者），将一次性治疗巾铺于老人颈前	5	未取舒适卧位或方法不正确	3
			未铺治疗巾	2
	3. 手消。开始雾化：①接通电源，旋转电源开关 / 雾量调节旋钮，预热 3 ～ 5 分钟；②打开电源开关，根据需要旋转定时后（一般每次定 15 ～ 20 分钟），红色电源指示灯亮；③再旋转旋钮打开雾化开关，待有雾气喷出后调节所需的雾量，此时药液呈雾状喷出；④将面罩或口含嘴放置好，指导老人紧闭口唇做深吸气、鼻呼气	3	未手消	3
		16	4 项操作每少或错一项扣 4 分	16
	4. 雾化吸入结束：取下面罩或口含嘴，旋转电源开关雾量调节旋钮到“0”位，取下电源插头	5	未取下面罩或口含嘴	3
			未关电源	2
	5. 手消。用纱布擦净老人的口、鼻及面部，协助老人取舒适卧位	6	未手消	2
			未擦拭面部	2
			未取舒适卧位	2
操作后处理标准（16 分）	1. 清理用物：带用物回到治疗室，取下螺纹管、面罩或口含嘴，倒掉药杯内剩余的药液和水槽中的水，用清水冲干净，再用干纱布蘸干。清洗螺纹管、面罩、口含嘴后浸泡于消毒液内消毒 1 小时，再洗净晾干后备用 2. 整理好各用物，进行分类处理。医用垃圾：纱布、一次性治疗巾；未污染、可继续使用物品归回原处 3. 洗手在护理记录单上记录雾化吸入的日期、时间、方式、老人情况等，签名	16	未倒掉药杯内剩余的药液和水槽中的水	4
			未清洗螺纹管、面罩、口含嘴	4
			未分类整理用物	4
			未洗手	2
			未记录	2
理论（5 分）	1. 雾化吸入的目的	5	每少一项扣 1 分	3
	2. 雾化吸入的健康教育			2
总体评价（9 分）	1. 机器安装正确，操作熟练	9	不正确不熟练	4
	2. 认真核对，沟通恰当，指导正确，观察反应，满足需要		沟通不恰当	2
	3. 时间：10 分钟		超时	3

四、注意事项

1. 操作者应熟悉雾化器性能，药杯、水槽内忌加入热水，使用过程中如果水槽内水温超过 50℃，或水量不足时，应关闭电源，换水或加入冷水。

2. 注意保护雾化罐底部的透声膜及水槽底部晶体换能器，因透声膜和晶体换能器质脆易破碎，在操作及清洗过程中，动作要轻，防止损坏。

3. 观察老人痰液排出是否困难，若因黏稠的分泌物经湿化后膨胀致痰液不易咳出时，应予以拍背以协助痰排出，必要时吸痰。

4. 连续使用雾化器时，中间需间隔 30 分钟。

五、健康教育

1. 向老人介绍超声波雾化吸入器的作用原理并教会其正确的使用方法。

2. 教给老人深呼吸的方法及用深呼吸配合雾化的方法。

（单媛）

第四项　吸痰照护技术操作及评价标准

一、概念

吸痰术是指利用负压作用，用导管经口、鼻腔或人工气道将呼吸道分泌物吸出，以保持呼吸道畅通的一种方法。适用于年老体弱、新生儿、危重、麻醉未醒、气管切开等不能进行有效咳嗽者。

二、目的

1. 清除呼吸道分泌物，保持呼吸道通畅。
2. 促进呼吸功能，改善肺通气。
3. 预防肺不张、坠积性肺炎等肺部感染。

三、操作步骤

项目	内容	分值	质量评价标准	评分标准
操作前准备标准（10 分）	1. 操作者自身准备：着装整洁，修剪指甲，洗手	1	不整洁，未洗手，未剪指甲	1
	2. 核对项目	1	未核对	1
	3. 解释：向老人解释吸痰术的目的、方法、注意事项及配合要点	1	解释不全面	1
	4. 评估：了解老人的一般情况，如年龄、治疗情况、意识状态；呼吸和痰液阻塞情况；心理状态、活动能力及配合程度	1	评估不准确	1
	5. 环境：安全整洁，宽敞明亮，适合操作	1	未评估环境	1
	6. 操作者个人准备：七步洗手法清洗双手，戴口罩	1	未洗手，未戴口罩	1
	7. 物品准备： 车上层：电动吸引器或中心吸引器 1 台（检查吸引器性能良好），电插座。治疗盘内：无菌治疗碗或油膏缸包；手消毒液；纱布数块、压舌板、张口器、舌钳、一次性吸痰管数根（放在无菌带盖方盘或无菌塑封袋内）；一次性手套；干燥瓶；弯盘；听诊器；记录单；笔 车下层：一个小桶（内盛消毒液）、生活垃圾桶、医疗垃圾桶 口述：必要时准备吸氧装置	4	少一项或多一项用物扣 1 分	4

（续表）

项目	内容	分值	质量评价标准	评分标准
实施质量标准（75分）	1. 核对：推车至老人床旁，核对床尾卡，反问式核对老人的姓名，确认无误，做好解释，再次告知操作中配合方法嘱咐老人在吸痰过程中如果感到憋气、胸闷、心悸、无力时，就拍拍床告知，以及时给其提供帮助 口述：吸痰前给予高流量吸氧	5	未核对	1
			未解释	1
			未指导	1
			未口述	2
	2. 将车、吸引器放置便于操作的位置，接通电源，一手打开吸引器开关，一手封闭吸引器导管，再次检查吸引器性能是否良好，管道有无漏气等；调节负压 口述：300 ～ 400 mmHg（40.0 ～ 53.3kPa）	5	未连接电源	1
			未检查吸引器性能	1
			未调节负压	1
			未口述	2
	3. 将干燥瓶固定于床头或其他合适地方协助老人平卧位（或侧卧位），头偏向一侧，稍向后仰，面向操作者。昏迷老人用压舌板或张口器协助张口。检查老人口腔及鼻腔黏膜有无溃疡、出血	5	干燥瓶固定不合理	2
			体位不正确	2
			未检查口腔和鼻腔	1
	4. 手消	1	未手消	1
	5. 打开无菌包，取出治疗碗（或油膏缸），检查并打开生理盐水，倒入治疗碗（或油膏缸）内 口述：停吸氧 打开吸痰管的无菌塑封袋封口，戴一次性手套取出吸痰管，将吸痰管与吸引器导管端的玻璃接嘴相连接，在盐水中试吸并湿润吸痰管 操作中始终保持右手及吸痰管不被污染	10	取出治疗碗方法不正确	2
			打开盐水方法不正确	2
			取出并连接吸痰管方法不正确	2
			未试吸、未润滑	2
			未保持右手及吸痰管不被污染	2
	6. 左手持玻璃接嘴与吸痰管相连接，封闭负压，右手持吸痰管的前端。嘱老人张口将吸痰管从口腔一侧插入口咽部（插入深度约为 10 ～ 15 cm）	6	吸痰管前端被污染	2
			插入手法不正确	2
			插入深度不适宜 未保持负压	2
	7. 左手给予吸痰管负压，右手自深部边旋转、边吸引、边上提，吸净咽口部的分泌物。再将吸痰管插入鼻腔，吸净鼻腔内的分泌物	6	吸鼻腔分泌物的手法不正确	4
			未吸口腔分泌物	2
	8. 弃去吸痰管，用消毒液冲洗吸引器导管，将吸引器导管插入干燥瓶内	4	未冲洗吸引器导管	2
			未将吸引器导管插入干燥瓶内	2
	9. 更换手套和吸痰管，连接、试吸并湿润吸痰管。左手封闭负压，右手持吸痰管的前端，将吸痰管插入气管内（22 ～ 25 cm），左手给予吸痰管负压，右手边旋转、边吸引、边上提，吸净气管内分泌物 口述：吸痰后给予老人高流量吸氧，一次吸痰时间不超过 15 秒。听诊肺部，如有痰者可按以上步骤反复吸痰，直到肺部听诊清晰	14	未更换手套及吸痰管	2
			未试吸	2
			吸痰手法不正确	3
			吸痰超时	3
			未口述	1
			听诊部位不正确	3
	10. 吸痰完毕，用纱布帮老人擦净口鼻部的污渍。检查口腔和鼻腔黏膜情况	4	未擦拭、未检查口腔和鼻腔	2
			未整理床单位	2
	11. 安置老人：帮助老人整理衣服，使之取舒适体位，整理床单位，并向其对象交代注意事项	3	未安置老人	1
			未整理老人的衣服	1
			未交待注意事项	1

（续表）

项目	内容	分值	质量评价标准	评分标准
实施质量标准（75 分）	12. 观察老人情况变化及呼吸困难改善情况 口述：所吸出痰液的量、性状、颜色、黏稠度；贮液瓶内液体不应超过 2/3，并及时倾倒	5	未观察情况变化	1
			痰液描述不正确	2
			未口述倾倒贮液瓶	2
	13. 关闭吸引器电源开关，拔下电源	2	未正确关闭吸引器	2
	14. 整理用物：塑料包装袋放入生活垃圾桶内；吸痰管、纱布、一次性手套放入医疗垃圾桶内；吸痰管的玻璃接管、治疗碗、治疗盘等放于消毒液中浸泡消毒；擦干净车	5	未整理用物	5
操作后处理标准（5 分）	1. 对物品进行分类处理：未污染、可继续使用物品归回原处 2. 按七步洗手法彻底清洗双手 3. 记录：在执行单签执行时间与全名 在护理记录单上记录痰的量、性状、颜色、黏稠度及老人的反应并签名	5	未整理用物	1
			未洗手	1
			未记录	3
理论（5 分）	1. 每次吸痰的时间 2. 吸痰前后进行高流量吸氧的原因	5	每少一项扣 1 分	5
总体评价（5 分）	1. 吸痰动作轻、稳，方法正确 2. 指导正确、沟通恰当 3. 时间 12 分钟（从携用物至床旁开始至整理床单位结束）	5	操作不规范	2
			指导沟通不恰当	2
			超时	1

四、注意事项

1. 如为昏迷者，可用压舌板或开口器先将口启开，再进行吸痰；如为气管插管或气管切开者，需经气管插管或套管内吸痰，应严格无菌操作；如经口腔吸痰有困难，可由鼻腔插入吸痰。

2. 使用前检查吸引器性能是否良好，吸痰管粗细是否适宜，连接是否正确。压力 300 ～ 400 mmHg（40.0~53.3 kPa）。

3. 每次吸痰时间＜ 15 秒；一次未吸尽，吸入高浓度氧 3~5 分钟后再吸，以免造成缺氧。

4. 吸痰方法要正确：给负压后，自深部边吸引，边旋转，边上提吸痰管。避免过深或反复上、下拖拉吸痰管而刺激气管隆凸，引起肺动脉高压危象。

5. 吸痰动作要轻稳，防止呼吸道黏膜损伤。

6. 痰液黏稠时，可配合叩击与雾化吸入，提高吸痰效果。

7. 操作过程中应保持相对无菌，防止交叉感染，吸口腔、鼻腔的吸痰管要与吸气管内的吸痰管分开，每次吸痰时应更换为无菌吸痰管。

8. 吸痰过程中注意老人心率、血压、末梢氧饱和度的变化。

9. 电动吸引器连续使用的时间不宜过久；贮液瓶内液体达 2/3 时，应及时倾倒，以免液体过多吸入马达内损坏仪器。贮液瓶内应放少量消毒液，使吸出液不致黏附于瓶底，便于清洗消毒。

五、健康教育

1. 给老人讲解吸痰术的目的、操作过程。

2. 告诉老人若吸痰过程中或吸痰后有不适，应及时告知操作者。

（段莉）

第五项　吸氧照护技术操作及评价标准（鼻导管吸氧）

一、概念

氧气疗法指通过给氧，提高动脉血氧分压（Pa_{O_2}）和动脉血氧饱和度（Sa_{O_2}），增加动脉血氧含量（Ca_{O_2}），纠正各种原因造成的缺氧状态，促进组织的新陈代谢，维持机体生命活动的一种治疗方法。

二、目的

1. 纠正各种原因造成的缺氧状态，提高动脉血氧分压（Pa_{O_2}）和动脉血氧饱和度（Sa_{O_2}），增加动脉血氧含量（Ca_{O_2}）。

2. 促进组织的新陈代谢，维持机体生命活动。

三、操作步骤

项目	内容	分值	质量评价标准	评分标准
操作前准备标准（10分）	1. 操作者自身准备：着装整洁，修剪指甲，洗手	1	不整洁，未洗手，未剪指甲	1
	2. 核对项目	1	未核对	1
	3. 核对老人、评估并解释：核对老人床号、姓名、年龄、意识、治疗情况、心理状态、合作程度、缺氧程度；检查老人鼻腔，确定给氧方式；向老人解释吸氧的目的、方法、注意事项及配合要点	2	评估不完整	1
			解释不全面	1
	4. 评估环境：温湿度适宜、安静、整洁、禁止明火、避开热源	1	未评估环境	1
	5. 操作者个人准备：七步洗手法清洗双手，戴口罩	1	未洗手，未戴口罩	1
	6. 物品准备： 氧气筒（查看氧气瓶“空”或“满”标志） 车上备：执行单、笔、吸氧装置一套（氧气表、一次性湿化瓶、一次性吸氧管2根）、抑菌湿化水1瓶（或灭菌蒸馏水）、棉签、吸氧包1个（内含治疗碗1个、弯盘1个、纱布2块）、手电 车下备：医疗垃圾筒、生活垃圾筒	4	少一项或多一项用物扣1分	4
	1. 核对：推车至老人床旁，核对床尾卡，反问式核对老人的姓名，确认无误，做好解释，再次告知操作中配合方法，为老人取舒适卧位	3	未核对	1
			未解释	1
			未取舒适卧位	1

（续表）

项目	内容	分值	质量评价标准	评分标准
实施质量标准75分	2. 除尘：打开总开关（逆时针旋转），放出少量氧气，以冲掉气门上的尘土，随即关闭	2	未除尘	1
			方法不正确	1
	3. 安装氧气表：将氧气表稍向后倾置于氧气门上，用手初步旋紧，再用扳手拧紧，使氧气表垂直立于氧气筒旁	2	安装方法不正确	2
	4. 检查压力：关闭流量开关，打开总开关，检查筒内压力	2	未检查	1
			检查方法不正确	1
	5. 检查流量表：开流量开关，检查流量表，关闭流量开关	2	未检查	1
			检查方法不正确	1
	6. 手消。打开吸氧包，打开湿化水（或蒸馏水），先导出少许液体到弯盘内冲洗瓶口，之后向治疗碗内及湿化瓶内分别倒入湿化水（或蒸馏水），湿化瓶内液面应达到1/2 ～ 2/3 满，之后将湿化瓶安装到氧气筒上	6	未手消	2
			开包方法不正确	2
			倒水量不正确	2
	7. 再次检查并清洁鼻孔	4	未检查	2
			未清洁	2
	8. 正确连接吸氧管	4	连接不正确	2
			鼻塞污染	2
	9. 开流量开关，根据需要调好氧流量	4	流量调节不正确	4
	10. 湿润鼻塞前端并试通气：将鼻塞前端放入盛有湿化水（或蒸馏水）的治疗碗内，看是否有气泡冒出，用纱布擦干鼻塞	4	未湿润鼻塞	2
			气流不通顺	2
	11. 给老人正确插入鼻塞，插入鼻孔约 1 cm，妥善固定	4	插入不轻柔	2
			固定不正确	2
	12. 手消。记录给氧时间、氧流量，挂吸氧卡	6	未记录	2
			内容不完整	2
			未挂卡	2
	13. 向老人交待注意事项：四防，勿自调流量，出现胸闷、憋气、口鼻干燥等异常感觉时及时呼叫操作者协助处理	10	未述四防内容	4
			未述勿自调流量	2
			未述异常感觉的处理方法	4
	14. 观察：缺氧改善情况，氧气装置有无漏气，是否通畅，有无氧疗不良反应出现	3	未观察老人情况	2
			未观察氧气装置	1
	15. 操作后处理：物品分类处理；洗手；记录（吸氧时间、氧流量、老人情况）	3	未整理用物	1
			未洗手	1
			未记录	1
	16. 停氧 （1）停止用氧：评估缺氧症状改善情况或根据医嘱停氧 （2）核对，解释 （3）取下鼻导管，用纱布擦净鼻周围的污物 （4）关总开关，放出余气，关流量开关，卸下氧气表 （5）取下吸氧卡，记录停止用氧时间及老人的情况 （6）整理床单位给老人取舒适体位	16	未述缺氧改善的症状、体征	4
			未核对 未解释	1
			未擦污物	1
			缺一环节扣 1 分	4
			未取卡	2
			未记录	2
			未整理床单位	2
操作后处理标准（5 分）	1. 整理用物，分类处理。未污染、可继续使用物品归回原处 2. 洗手在护理记录单上记录吸氧及停氧日期、时间，吸氧原因、方式、流量、老人情况等，签名	5	未分类整理用物	1
			未洗手	1
			未记录	3

（续表）

项目	内容	分值	质量评价标准	评分标准
理论（5分）	氧中毒的主要表现	5	每少一项扣1分	5
总体评价（5分）	1. 操作熟练，动作轻柔，无黏膜损伤出血及其他并发症 2. 沟通恰当，指导正确，观察反应，满足需要 3. 时间：10分钟	5	不熟练 不轻柔	2
			沟通不恰当	2
			超时	1

四、注意事项

1. 用氧前，检查氧气装置有无漏气，是否通畅。

2. 严守操作规程，注意用氧安全，做到四防：防震、防火、防热、防油。氧气瓶搬运时要避免撞击。氧气筒应放阴凉处，周围距明火至少 5 m，距暖气至少 1 m。

3. 常用湿化液为灭菌蒸馏水。

4. 使用氧时，先调节好流量再插管；停用氧时，先拔出鼻塞管再关闭开关。

5. 吸氧过程中要经常巡视病房，观察缺氧症状改善情况、氧气装置有无漏气、是否通畅，有无氧疗的不良反应。

6. 氧气筒内氧气勿用尽，压力至少要保留 0.5 mpa（5 kg/cm^2），以免灰尘进入筒内，再充气时引起爆炸。

7. 对未用完或已用尽的氧气筒应分别悬挂“满”或“空”的标志，便于及时调换及急用搬运，提高抢救速度。

五、健康教育

1. 向老人及家属解释氧疗的重要性。

2. 指导正确使用氧疗的方法及注意事项。

3. 积极宣传呼吸道疾病的预防保健知识。

（单媛）

第六项 气管切开照护技术操作及评价标准

一、概念

气管切开术是指切开颈段气管，放入金属气管套管和硅胶套管，以解除喉源性呼吸困难、呼吸功能失常或下呼吸道分泌物潴留所致呼吸困难的常见手术。

二、目的

保证有效的通气，也便于吸痰、气管内给药、加压给氧等。

三、操作步骤

<table>
<tr><th>项目</th><th>内容</th><th>分值</th><th>质量评价标准</th><th>评分标准</th></tr>
<tr><td rowspan="7">操作前准备标准（20 分）</td><td>1. 操作者自身准备：着装整洁，修剪指甲，洗手</td><td>2</td><td>不整洁，未洗手，未剪指甲</td><td>2</td></tr>
<tr><td>2. 核对项目</td><td>2</td><td>未核对</td><td>2</td></tr>
<tr><td rowspan="2">3. 核对老人、评估并解释：核对老人床号、姓名、年龄、意识、治疗情况、心理状态、合作程度；评估老人呼吸及痰鸣音，评估气管切开伤口周围皮肤情况
向老人解释气管切开照护的目的及配合要点</td><td rowspan="2">6</td><td>评估少一项扣 1 分</td><td>4</td></tr>
<tr><td>解释不全面</td><td>2</td></tr>
<tr><td>4. 评估环境：环境清洁、安静、光线适宜</td><td>2</td><td>未评估环境</td><td>2</td></tr>
<tr><td>5. 操作者个人准备：七步洗手法清洗双手，戴口罩</td><td>3</td><td>未洗手，未戴口罩</td><td>3</td></tr>
<tr><td>6. 物品准备：
治疗碗 2 个、无菌手套、吸痰管、生理盐水、弯盘、酒精、无菌盘（内置治疗碗 2 个、镊子 2 把、血管钳 2 把、开口纱布 1 块、生理盐水纱布 1 块、棉球若干）</td><td>5</td><td>少一项或多一项用物扣 1 分</td><td>5</td></tr>
<tr><td rowspan="7">实施质量标准（60 分）</td><td rowspan="2">1. 核对：推车至老人床旁，核对床尾卡，核对老人的姓名，确认无误，进一步做好解释</td><td rowspan="2">6</td><td>未核对</td><td>3</td></tr>
<tr><td>未解释</td><td>3</td></tr>
<tr><td>2. 协助老人取平卧位，头稍后仰</td><td>4</td><td>未取适宜卧位</td><td>4</td></tr>
<tr><td rowspan="2">3. 手消，清洁气道：抽吸痰液，将治疗盘放置在床旁桌上，连接吸引装置，倒生理盐水于治疗碗内、置弯盘，戴手套，连接吸痰管，为老人吸净痰液，关闭吸引器</td><td rowspan="2">10</td><td>未手消</td><td>2</td></tr>
<tr><td>吸痰方法不正确
每错一处扣 2 分</td><td>8</td></tr>
<tr><td rowspan="2">4. 再次核对，给予氧气吸入：调节氧流量，按需要给予气管内滴药</td><td rowspan="2">5</td><td>未核对</td><td>2</td></tr>
<tr><td>给氧方法不正确</td><td>3</td></tr>
</table>

（续表）

项目	内容	分值	质量评价标准	评分标准
实施质量标准（60分）	5. 准备气管套管：取出内套管，将治疗盘放在车上，置无菌换药盘于床旁桌上打开无菌巾，取镊子。固定外套管，用一止血钳取出内套管置弯盘中，再取出气切处纱布垫放入弯盘中	10	内套管处理不正确	5
			外套管处理不正确	5
	6. 清理切口：注意观察气切口周围皮肤情况，用镊子取盐水棉球擦洗气切口周围，再用酒精棉球消毒切口周围皮肤及外套管2次，从内向外，消毒范围5～6cm	10	清理切口不正确	10
	7. 安置内套管：用另一止血钳夹取备用的内套管装上并固定，夹开口纱布置于套管下面，夹盐水纱布盖在套管口上或用人工鼻、面罩等盖上；操作后核对	10	未手消	2
			内套管安置不正确	6
			未核对	2
	8. 协助老人取舒适体位，整理床单位	5	未取舒适卧位	3
			未整理床单位	2
操作后处理标准（10分）	1. 整理用物，分类处理。未污染、可继续使用物品归回原处 2. 洗手在护理记录单上记录气切照护时间、老人情况，签名	10	未分类整理用物	4
			未洗手	3
			未记录	3
理论（4分）	气管切开照护的注意事项	4	每少一项扣1分	4
总体评价（6分）	1. 操作熟练，核对准确，动作轻柔 2. 沟通恰当，指导正确，观察反应，满足需要 3. 时间：15分钟	6	核对不准确	1
			动作不轻柔	1
			沟通不恰当	2
			超时	2

四、注意事项

1. 保持气管切开伤口周围的皮肤清洁、干燥，及时更换敷料。
2. 气管套管固定要牢固，防止气管套管脱出。
3. 床头应备吸引器、氧气、血管钳、气管切开包。
4. 密切观察呼吸是否平稳，保持气道湿润通畅。

五、健康教育

1. 向老人解释气管切开的目的和护理的配合要点。
2. 做好心理疏导，减轻老人焦虑。

（单媛）

第七项　鼻饲照护技术操作及评价标准

一、概念

鼻饲法是将导管经鼻腔插入胃内，从管内注流质食物、水分和药物的方法。

二、目的

对下列不能自行经口进食老人以鼻胃管供给食物和药物，以维持老人营养和治疗的需要。

1. 昏迷老人。

2. 口腔疾患或口腔手术后老人，上消化道肿瘤引起吞咽困难老人。

3. 不能张口的老人，如破伤风者。

4. 其他老人，如情况危重者、拒绝进食者等。

三、操作步骤

项目	内容	分值	质量评价标准	扣分
操作前准备标准（10 分	1. 操作者准备：着装整洁，修剪指甲，七步洗手法清洗双手	1	不整洁，未洗手，未剪指甲	1
	2. 核对项目	1	未核对	1
	3. 核对：房号、床号、姓名 解释：向老人解释鼻饲的目的、方法、注意事项及配合要点	1	解释不全面	1
	4. 评估：了解老人基本情况、心理状态、营养状况、胃肠道功能；意识状态、配合程度等；自理能力、插管经历；鼻腔状况，包括鼻腔黏膜有无肿胀、炎症、鼻中隔弯曲、息肉及既往有无鼻部疾患、手术史等	1	评估不准确	1
	5. 环境：安全整洁，宽敞明亮，适合操作	1	未评估环境	1
	6. 操作者准备：再次洗手，戴口罩	1	未洗手，未戴口罩	1
	7. 物品准备： 操作车上层：无菌鼻饲包 1 个（治疗碗 2 个、止血钳 1 把、弯盘 1 个、纱布 2 块）；一次性胃管包 1 个（内有石蜡油、一次性手套），10 mL 注射器 2 个，50 mL 注射器 2 个，一次性治疗巾 1 块，棉签，胶布，听诊器，手电筒，标识贴 2 个；橡皮筋，别针，温水杯，鼻饲饮食 200 mL（温度 38 ～ 40℃）；手消液、执行单、笔 操作车下层：锐器盒、生活垃圾桶、医疗垃圾桶	4	少一项或多一项用物扣 1 分	4

（续表）

项目	内容	分值	质量评价标准	扣分
实施质量标准（75 分）	1. 核对：推车至老人床旁，核对床尾卡，反问式核对老人的姓名，确认无误，做好解释，再次告知操作中配合方法，拉上隔帘	2	未核对	1
			未解释	1
	2. 体位：有义齿者，应取下义齿浸泡在冷水中，协助老人取适当卧位（一般取半卧位、坐位或右侧卧位；昏迷者应去枕平卧，头向后仰）	2	未取适当卧位	1
			其他未口述	1
	3. 手消，再次检查胃管包及注射器外包装，打开，用注射器检查胃管是否通畅。治疗碗内倒入温开水。备好胶布	2	未手消	1
			打包不正确	1
	4. 将治疗巾三角形式围于老人颌下，打开无菌包，弯盘放置于治疗巾上。用手电筒检查老人鼻腔情况，湿棉签清洁鼻腔	3	未铺治疗巾	1
			未检查	1
			未清洁鼻腔	1
	5. 戴手套，一手用止血钳夹住胃管前端，另一手用纱布捏住胃管，取出胃管，用石蜡油球润滑胃管前端，测量置入胃管的长度（插入长度一般为前额发际至胸骨剑突处或由鼻尖经耳垂至胸骨剑突处的距离）；一般成人插入长度为 45 ～ 55 cm，应根据老人的身高等确定个体化长度。为防止反流、误吸，插管长度可在 55 cm 以上；若需经胃管注入刺激性药物，可将胃管再向深部插入 10 cm	8	测量方法错误	3
			未口述另一种测量方法	1
			测量长度错误	3
			未润滑	1
	6. 再次核对，嘱老人头稍向后仰，左手用无菌纱布托住胃管，右手持镊子夹住胃管前端，沿确定鼻孔先向内上，然后再平行向下缓慢插入	8	托管方法不适宜操作	3
			插入方法错误	5
	7. 插入至 10 ～ 15 cm（会厌部）时： （1）清醒老人嘱其做吞咽动作，顺势将胃管向前推进，直至所需长度（口述：插管过程中老人如有呛咳、呼吸急促、发绀，可能是误入气管，须立即拔出，稍事休息再行插入；如老人出现恶心、呕吐应暂停插管，嘱深呼吸；如有流泪、流鼻涕应及时擦净，并给于安慰）；如果插入不畅时，应检查胃管是否盘在口中 （2）昏迷老人在插管前应先撤去枕头，将头后仰，当鼻胃管插入约 15 cm 时，将老人头部托起，使下颌靠近胸骨柄，再缓慢插入胃管至预定长度（颈椎骨折老人禁用）	14	未边说边做	2
			手法不正确	2
			未口述不适症状或口述不全面，每少一项扣 1 分	4
			未检查口腔	2
			插入深度错误	2
			昏迷者插管方法错误	2
	8. 确定胃管是否在胃内：当胃管置入预定长度时，以下三种方法任选其一 （1）用注射器连接胃管末端，抽吸出胃液（首选） （2）用注射器将 10 mL 空气注入胃管内，同时在剑突下用听诊器听气过水声 （3）若抽不出胃液，置入长度又足够，可将胃管末端放于水碗内，老人呼气时无气泡逸出	6	选择一项操作错误	3
			未口述其他两项或口述错误	3
	9. 固定： （1）用 75% 酒精棉签擦拭清洁鼻尖、双侧鼻翼和同侧面颊，自然待干 （2）将胶布一端螺旋缠绕固定胃管；另一端从反方向螺旋缠绕固定胃管，固定在鼻翼 （3）用另一条胶带采用高举平台法将胃管固定在老人同侧面颊部。做好标识（插管时间、长度、签名）	2	未固定或固定不正确	2

（续表）

项目	内容	分值	质量评价标准	扣分
实施质量标准（75 分）	10. 确认并冲管：回抽胃液并评估胃内残余量，如有异常及时报告。连接注射器于胃管末端，进行抽吸，见有胃液抽出，先注入 10 mL 温开水冲洗胃管	2	未抽吸	1
			未冲洗	1
	11. 鼻饲并冲管：测量鼻饲饮食温度；协助老人采取半坐位，一手反折胃管末端，另一手用 50 mL 注射器抽吸鼻饲饮食，缓慢匀速注入饮食后，再次注入 10 mL 温开水	3	未注食	2
			未冲洗	1
	12. 将胃管末端抬高反折，用纱布包好，橡皮筋系紧或塞紧胃管胶塞，用别针固定于老人同侧衣领处	3	未抬高	1
			未反折	1
			未系紧固定	1
	13. 撤去治疗巾、弯盘，必要时协助老人清洁口腔、鼻腔，整理床单位，嘱老人维持原卧位 20 ～ 30 分钟。拉开隔帘	3	未清洁口腔、鼻腔	1
			未整理床单位	1
			未告知维持卧位时间	1
	14. 整理用物，并清洗鼻饲用的注射器，用纱布盖好备用	2	未整理用物	1
			未清洗注射器	1
	15. 操作后处理：物品分类处理，未污染、可继续使用物品归回原处；洗手；记录（详见后面）	3	未整理用物	1
			未洗手	1
			未记录	1
	16. 拔管 （1）物品准备：治疗盘内备治疗巾或餐巾 1 块、弯盘 1 个、一次性手套 1 副、纱布 2 块、治疗碗 1 个（内盛温开水）、吸水管 1 个、棉签 （2）携用物至老人床旁；固定操作车，核对老人，对老人有合适的称呼，反问确认老人的身份 （3）向老人解释停止鼻饲的原因，拉上隔帘 （4）老人取舒适平卧位，将治疗巾三角形式围于老人颌下，弯盘置治疗巾上，揭去胶布，取下别针，戴手套，一手用纱布包裹近鼻孔处的胃管，另一只手拔出胃管，到近咽喉处时告诉老人屏气，迅速将胃管拔出，拔出后将胃管盘起放在医疗垃圾桶中 （5）协助老人漱口，清洁老人口、鼻、面部，擦净胶布痕迹。再次查对老人，整理床单位，协助老人取舒适体位，拉开隔帘	12	少一项或多一项用物扣 1 分	4
			未核对	1
			未解释	1
			卧位不当	1
			未铺治疗巾	1
			拔管方法错误	1
			垃圾处理不当	1
			未清洁口腔、鼻腔	1
			未整理床单位	1
操作后处理标准（5 分）	1. 对物品进行分类处理：将纱布、棉签、吸水管、治疗巾、一次性手套放入医疗垃圾筒内；治疗碗、弯盘浸泡消毒，剩余温开水倒入水池（或空桶内）；未污染、可继续使用物品归回原处 2. 按七步洗手法彻底清洗双手 3. 记录：在执行单签执行时间与全名 在护理记录单上记录留置胃管的日期、时间、胃管材质、型号、置入深度；老人反应，并签名，记录鼻饲饮食的种类和量	5	未整理用物	1
			未洗手	1
			未记录	3
理论（5 分）	1. 鼻饲饮食对温度、量、间隔时间及餐具的要求 2. 拔管的注意事项	5	每少一项扣 1 分	1
总体评价（5 分）	1. 操作熟练，动作轻柔，无黏膜损伤出血及其他并发症，确保插管于胃内，无脱出 2. 时间：10 分钟	5	不熟练不轻柔脱出	2
			超时	3

四、注意事项

1. 插管时动作要轻、稳，特别是经过食管三个狭窄处，防止食管出血及黏膜损伤。

2. 每次灌注饮食前，要检查，确认管在胃内后再注入饮食。

3. 鼻饲饮食防止食物过冷、过热、过量而引起腹泻，一般每次鼻饲量不得超过 200 mL，间隔时间不少于 2 小时，温度 38 ～ 40℃。

4. 自鼻饲管灌注药物时，要将药片研碎、溶解后再灌入。

5. 若灌入新鲜果汁，应与奶类分别灌入，防止产生凝块。

6. 鼻饲饮食最好现用现配，注意饮食、餐具、注射器卫生，防止污染。

7. 长期鼻饲者注意事项：

（1）每日早、晚两次做口腔护理。

（2）注意保护鼻腔黏膜，每日清洁鼻腔并更换胶布。

（3）普通胃管每周更换一次，第七天晚上灌注饮食后拔管，第八天早上于另一侧鼻孔插入，硅胶管每月更换一次，两侧鼻孔交替使用。

五、健康教育

1. 给老人讲解管饲饮食的目的、操作过程，以减轻焦虑。

2. 给老人讲解鼻饲液的温度、时间、量，胃管的冲洗、卧位等。

3. 给老人介绍更换胃管的知识。

4. 告诉老人若鼻饲后有不适，应及时告知操作者。

（黄莹）

第八项　导尿术照护技术操作及评价标准

一、概念

导尿术：在严格无菌操作下，用导尿管经尿道插入膀胱引流尿液的方法。

二、目的

1. 为尿潴留老年人引流出尿液，以减轻痛苦。
2. 协助临床诊断。
3. 为膀胱肿瘤老年人进行膀胱化疗。

三、操作步骤

（一）女性老人导尿术

项目	内容	分值	质量评价标准	扣分
操作前准备标准（10分）	1. 操作者准备：着装整洁，修剪指甲，七步洗手法清洗双手	1	不整洁，未洗手，未剪指甲	1
	2. 核对项目	1	未核对	1
	3. 核对：房号、床号、姓名 解释：向老人及家属解释留置导尿的目的、方法、注意事项及配合要点	1	解释不全面	1
	4. 评估：老人的意识状态、活动能力、生命体征、配合程度、自理能力，膀胱充盈度及会阴部皮肤黏膜情况	1	评估不准确	1
	5. 环境：整洁、安静、合适室温、光线、酌情关闭门窗，隔帘遮挡老人	1	未评估环境	1
	6. 操作者准备：再次洗手，戴口罩	1	未洗手，未戴口罩	1
	7. 用物准备： 操作车上层：一次性导尿包1个、一次性小垫2块、2条标识签、胶布、手消毒液、执行单、笔、必要时备浴巾 操作车下层：便器、便器巾、生活垃圾桶、医用垃圾桶	4	少一项或多一项用物扣1分	4
实施质量标准（75分）	1. 核对：备齐用物推车至老人床旁（车与床成60°角），（适当称呼）反问核对老人姓名，再次向老人解释操作目的及注意事项，取得老人配合	2	未核对	1
			未解释	1
	2. 关闭门窗，拉隔帘遮挡老人，移床旁桌椅至操作同侧的床尾，将便盆放床尾陪床椅上，打开便盆巾	2	未遮挡	1
			未放便器	1

（续表）

项目	内容	分值	质量评价标准	扣分
实施质量标准（75分）	3. 松开床尾盖被，帮助老人脱去对侧裤腿，盖在近侧腿部，必要时加盖浴巾，对侧腿用盖被遮盖	1	暴露过多	1
	4. 准备体位：协助老人取屈膝仰卧位，两腿略外展，暴露外阴	3	体位不适宜	2
			未暴露外阴	1
	5. 将一次性小垫垫于老人臀下。手消，再次（合适称呼）核对检查并打开导尿包，取外阴消毒盘置于两腿之间会阴近侧，操作者一只手戴上手套，备好消毒棉球	8	未铺垫巾	2
			未手消	2
			未检查无菌包	2
			手套棉球污染	2
	6. 初步消毒：操作者一手持镊子夹取消毒棉球消毒阴阜、大阴唇，另一手用纱布分开大阴唇，消毒小阴唇、尿道口、阴道口、肛门（消毒顺序自上而下，由外向内，每个棉球限用一次）。污棉球及纱布放入弯盘内，消毒完毕脱下手套，与镊子一起放入弯盘内，将弯盘放于操作车下层，手消	12	消毒顺序错误	3
			棉球反复擦拭	3
			消毒有空白区	3
			未消毒肛门	3
	7. 将导尿包放于老人两腿之间，按无菌技术原则打开导尿包，戴无菌手套，取孔巾，铺在老人的外阴处暴露会阴部并覆盖肛门	8	无菌包污染	2
			跨越无菌区	2
			戴手套污染	2
			未覆盖肛门	2
	8. 弯盘置于老人近外阴处，整理用物（按操作顺序整理好用物），取出导尿管，用润滑剂棉球润滑导尿管前段，用注射器检查气囊完好情况，根据需要将集尿袋与尿管相连，备好消毒棉球	6	未检查气囊	2
			未润滑尿管	2
			未连接集尿袋	2
	9. 再次消毒：左手分开并固定小阴唇，一手持镊子夹取消毒液棉球，依次消毒尿道口、对侧小阴唇、近侧小阴唇、尿道口，消毒尿道口时稍停留片刻，方向自上而下由内到外再到内。污棉球、镊子置弯盘内，移至床尾处	6	消毒顺序错误	2
			左手固定不到位	2
			棉球重复使用	2
	10. 导尿：将方盘移近会阴处，嘱老人张口呼吸，用组织镊子夹持导尿管对准尿道口轻轻插入尿道 4 ～ 6 cm，见尿液流出后再插入 7 ～ 10 cm，将尿液引流至集尿袋内	3	插入深度错误	3
	11. 取标本：若需做尿培养，用无菌标本瓶接中段尿液 5 mL，盖好瓶盖，放合适位置	2	未留取中段尿	2
	12. 固定： （1）双枪气囊固定法：连接注射器根据导尿管注明的气囊容积向气囊内注入等量的无菌溶液，轻拉导尿管有阻力感即可 （2）普通导尿管固定法：用 75% 酒精棉签擦拭清洁固定部位，自然待干。移开洞巾，脱下手套，将一块长 12 cm、宽 4 cm 的胶布上 1/3 固定于阴阜上，下 2/3 剪成三条，中间一条螺旋形粘贴在导尿管上，其余两条分别交叉粘贴在对侧的大阴唇上	12	注入量不准	3
			未轻拉导尿管	3
			胶布固定顺序错误	3
			未用酒精擦拭	3
	13. 固定集尿袋：导尿成功后，夹闭引流管，擦净外阴，用安全别针将集尿袋固定于床沿床单上，开放导尿管，将填好的尿管标识贴于尿管末端分叉处，集尿袋标识贴于袋上。撤去治疗巾，协助老人穿好裤子，取舒适体位，整理床单位	6	未开放尿管	2
			集尿袋未低于膀胱	2
			未取舒适卧位	2
	14. 拔管：老人取屈膝仰卧位，两腿略外展，暴露外阴，戴手套，一次性小垫垫于老人臀下，揭去胶带，左手用纱布包裹近尿道口处的尿管，右手迅速将尿管拔出，拔出后将尿管盘起放于翻转脱下的手套内连同集尿袋一并放在医疗垃圾桶中。如为双枪气囊固定，用注射器抽净气囊内溶液再拔管	10	体位不适宜	2
			未铺治疗巾	2
			拔管方法错误	2
			垃圾处理不当	2
			未回抽无菌溶液	2

（续表）

项目	内容	分值	质量评价标准	扣分
操作后处理标准（5分）	1. 分类处理用物，需送检的尿标本贴标签后送检，未污染、可继续使用物品归回原处 2. 按七步洗手法彻底清洗双手 3. 记录：记录导尿日期、时间、引流尿液的量、颜色、性状及老人的反应，并签名	5	未整理用物	1
			未洗手	1
			未记录	3
理论（5分）	导尿的目的、正常及异常尿液的观察	5	每少一项扣1分	5
总体评价（5分）	1. 操作熟练 2. 操作严格遵循无菌原则 3. 时间：15分钟	5	不熟练	1
			未遵循无菌原则	3
			超时	1

（二）男性老人导尿术

项目	内容	分值	质量评价标准	扣分
操作前准备标准（10分）	1. 操作者准备：着装整洁，修剪指甲，七步洗手法清洗双手	1	不整洁，未洗手，未剪指甲	1
	2. 核对项目	1	未核对	1
	3. 解释：向老人及家属解释留置导尿的目的、方法、注意事项及配合要点	1	解释不全面	1
	4. 评估：老人的意识状态、活动能力、生命体征、配合程度、自理能力，膀胱充盈度及会阴部皮肤黏膜情况	1	评估不准确	1
	5. 环境：整洁、安静、合适室温、光线、酌情关闭门窗，隔帘遮挡老人	1	未评估环境	1
	6. 操作者准备：再次洗手，戴口罩	1	未洗手，未戴口罩	1
	7. 用物准备： 操作车上层：一次性导尿包1个、一次性小垫2块、2条标识签、胶布、手消毒液；执行单、笔、必要时备浴巾 操作车下层：便器、便器巾、生活垃圾桶、医用垃圾桶	4	少一项或多一项用物扣1分	4
实施质量标准（75分）	1. 核对：备齐用物推车至老人床旁（车与床成60°角），（适当称呼）反问核对老人姓名，再次向老人解释操作目的及注意事项，取得老人配合	2	未核对	1
			未解释	1
	2. 关闭门窗，拉隔帘遮挡老人，移床旁桌椅至操作同侧的床尾，将便盆放床尾陪床椅上，打开便盆巾	2	未遮挡	1
			未放便器	1
	3. 松开床尾盖被，帮助老人脱去对侧裤腿，盖在近侧腿部，必要时加盖浴巾，对侧腿用盖被遮盖	1	暴露过多	1
	4. 准备体位：协助老人取屈膝仰卧位，两腿略外展，暴露外阴	3	体位不适宜	2
			未暴露外阴	1
	5. 将一次性小垫垫于老人臀下。手消，再次（合适称呼）核对检查并打开导尿包，取外阴消毒盘置于两腿之间会阴近侧，操作者一只手戴上手套，备好消毒棉球	8	未铺垫巾	2
			未手消	2
			未检查无菌包	2
			手套棉球污染	2

（续表）

项目	内容	分值	质量评价标准	扣分
实施质量标准（75分）	6. 初步消毒：操作者一手持镊子夹取消毒棉球消毒阴阜、阴茎背部、阴茎远侧部、阴茎近侧部，另一戴手套的手用无菌纱布提起阴茎，夹取消毒棉球自尿道口向下消毒阴茎腹部直至阴囊下缘、阴囊中部、阴囊远侧部阴囊近侧部，用无菌纱布裹住阴茎将包皮向后推暴露尿道口，自尿道口向外向后旋转擦拭尿道口、龟头及冠状沟，最后消毒尿道口，污棉球及纱布放入弯盘内，消毒完毕脱下手套，与镊子一起放入弯盘内，将弯盘放于操作车下层，手消	12	消毒顺序错误	3
			棉球反复擦拭	3
			消毒有空白区	3
			未消毒肛门	3
	7. 打开导尿包：将导尿包放于老人两腿之间，按无菌技术原则打开导尿包，戴无菌手套，取孔巾，铺在老人的外阴处并暴露阴茎	8	无菌包污染	2
			跨越无菌区	2
			戴手套污染	2
			未覆盖肛门	2
	8. 将弯盘置于老人近外阴处，整理用物（按操作顺序整理好用物），取出导尿管，用润滑剂棉球润滑导尿管前段，用注射器检查气囊完好情况，根据需要将集尿袋与尿管相连，取消毒液棉球放于弯盘内	6	未检查气囊	2
			为润滑尿管	2
			未连接集尿袋	2
	9. 再次消毒：左手用纱布包住阴茎将包皮向后推，暴露尿道口。另一只手持镊子夹消毒棉球再次消毒尿道口、龟头及冠状沟，最后再次消毒尿道口。污棉球、镊子置弯盘内，移至床尾处	6	消毒顺序错误	2
			棉球重复使用	2
			未暴露尿道口	2
	10. 导尿：将方盘移近会阴处，一手继续持无菌纱布固定阴茎并提起，使之与腹壁成 60° 角，嘱老人张口呼吸，用另一只镊子夹持导尿管对准尿道口轻轻插入尿道 20 ～ 22 cm，见尿液流出后再插入 7 ～ 10 cm，将尿液引流至集尿袋内	3	插入深度错误	3
	11. 取标本：若需做尿培养，用无菌标本瓶接中段尿液 5 mL，盖好瓶盖，放合适位置	2	未留取中段尿	2
	12. 固定： （1）双枪气囊固定法：连接注射器根据导尿管注明的气囊容积向气囊内注入等量的无菌溶液，轻拉导尿管稍有阻力感即可 （2）普通导尿管固定法：用 75% 酒精棉签擦拭清洁固定部位，自然待干。取长 12 cm、宽 2 cm 的胶布，在一端的 1/3 处两侧各剪一个小口，折叠成无胶面，制成蝶形胶布。将 2 条蝶形胶布的一端粘贴在阴茎两侧，再用 2 条细长胶布做大半环形固定蝶形胶布于阴茎上，开口向上。在距离尿道口 1 cm 处用胶布环形固定蝶形胶布的折叠端于导尿管上	12	注入无菌溶液量不准	3
			未轻拉导尿管	3
			胶布固定顺序错误	3
			未用酒精擦拭	3
	13. 固定集尿袋：导尿成功后，夹闭引流管，擦净外阴，用安全别针将集尿袋固定于床沿床单上，开放导尿管，将填好的尿管标识贴于尿管末端分叉处，集尿袋标识贴于袋上。撤去治疗巾，协助老人穿好裤子，取舒适体位，整理床单位	6	未开放尿管	2
			集尿袋未低于膀胱	2
			未取舒适卧位	2
	14. 拔管：老人取屈膝仰卧位，两腿略外展，暴露外阴，戴手套，一次性小垫垫于老人臀下，揭去胶布，左手用纱布包裹近尿道口处的尿管，右手迅速将尿管拔出，拔出后将尿管盘起放于翻转脱下的手套内连同集尿袋一并放在医疗垃圾桶中。如为双枪气囊固定，用注射器抽净气囊内溶液再拔管	10	体位不适宜	2
			未铺治疗巾	2
			拔管方法错误	2
			垃圾处理不当	2
			未回抽无菌溶液	2

（续表）

项目	内容	分值	质量评价标准	扣分
操作后处理标准（5分）	1. 分类处理用物，需送检的尿标本贴标签后送检；未污染、可继续使用物品归回原处 2. 按七步洗手法彻底清洗双手 3. 记录：记录导尿日期、时间、引流尿液的量、颜色、性状及老人的反应，并签名	5	未整理用物	1
			未洗手	1
			未记录	3
理论（5分）	导尿的目的、正常及异常尿液的观察	5	每少一项扣1分	1
总体评价（5分）	1. 操作熟练 2. 操作严格遵循无菌原则 3. 时间：15分钟	5	不熟练	1
			未遵循无菌原则	3
			超时	1

四、注意事项

1. 严格执行无菌技术操作原则。

2. 在操作过程中注意保护老人的隐私，并采取适当的措施防止老人着凉。

3. 对膀胱高度膨胀且极度虚弱的老人，第一次放尿不得超过1 000 mL。防止血尿和虚脱的发生。

4. 老年女性尿道口回缩，插管时应仔细观察、辨认，避免误入阴道。

5. 为老年女性插尿管时，如导尿管误入阴道，应另换无菌导尿管重新插管。

6. 为避免损伤和导致泌尿系统的感染，必须掌握男性和女性尿道的解剖特点。

五、健康教育

1. 向老人讲解留置导尿的目的和意义。

2. 教会老人如何配合操作，减少污染。

3. 介绍相关疾病的知识。

六、留置导尿术

1. 定义

导尿后将导尿管保留在膀胱内以引流尿液的方法。

2. 目的

（1）抢救危重、休克老人时正确记录尿量、测量尿比重。

（2）为膀胱手术排空膀胱，避免术中误伤。

（3）某些泌尿系统手术后。

（4）昏迷、截瘫或会阴部有伤口。

（5）为尿失禁老人进行膀胱功能的训练。

3. 留置导尿护理

（1）双腔气囊导管固定应注意膨胀气囊不能卡在尿道内口，以免压迫膀胱壁，使黏膜损伤。

（2）保持引流通畅，避免导管受压、扭曲和堵塞。

（3）保持尿道口清洁：老年女性用消毒棉球擦拭外阴及尿道口，老年男性用消毒液棉球擦拭尿道口、龟头及包皮。每天 1 ～ 2 次。

（4）每日定时更换排空集尿袋并记录尿量。

（5）每周更换导尿管一次，硅胶导尿管可酌情延长更换周期。

（6）老人离床活动时，妥善固定引流袋及导尿管，集尿袋不能高于膀胱，以防尿液逆流。

（7）如情况允许，应鼓励老人多饮水，保持尿量在 2 000 mL 以上。勤换卧位，通过增加尿量达到自然冲洗尿道的目的，预防尿路感染和结石的发生。

（8）注意倾听老人的诉说，并经常观察尿液，每周查一次尿常规。若发现尿液浑浊、沉淀或出现结晶，应及时报告医生，必要时进行膀胱冲洗。

（9）训练膀胱功能，采用间歇性夹管方式，阻断引流。一般每 3 ～ 4 小时开放一次，使膀胱定时充盈和排空，促进膀胱功能的恢复。

（10）应向老人及家属解释留置导尿管的意义和护理方法，使其充分认识预防尿路感染的必要性。

七、理论知识

1. 正常尿液状态

（1）尿量与次数：成人白天 3 ～ 5 次，夜间 0 ～ 1 次，24 小时尿量 1 000 ～ 2 000 mL。

（2）颜色：正常为淡黄色或深黄色。

（3）透明度：正常新鲜尿液清澈透明。

（4）酸碱度：弱酸性 pH 为 4.5 ～ 7.5，平均为 6。

（5）比重：1.015 ～ 1.025。

（6）气味：来自尿内的挥发性酸。

2. 异常尿液状态

（1）尿量与次数：多尿指 24 小时尿量经常超过 2 500 mL ；少尿指 24 小时尿量少于 400 mL 或每小时尿量少于 17 mL ；无尿或尿闭指 24 小时尿量少于 100 mL 或 12 小时无尿者。

（2）颜色 ：血尿（洗肉水色、浓茶色、红色）多见于急性肾小球肾炎、输尿管结实、肿瘤、结核和感染；乳糜尿（乳白色）多见于丝虫病；血红蛋白尿（浓红茶色或酱油色）多见于溶血反应、恶性疟疾；胆红素尿（深黄色或黄褐色）多见于阻塞性黄疸、肝细胞性黄疸。

（3）透明度：白色絮状浑浊提示泌尿系统感染。

（4）酸碱度：酸中毒的老年人尿液呈强酸性，严重呕吐的老年人尿液可呈强碱性。

（5）比重：经常 1.010 左右提示肾功能严重受损。

（6）气味：氨臭味提示尿液久置或泌尿系感染、烂苹果味提示糖尿病酮症酸中毒。

（黄莹）

第九项　眼耳鼻外用药给药照护技术操作及评价标准

滴药法主要包括滴眼药法、滴耳药法和滴鼻药法三种方法。

眼部外用药给药照护技术操作及评价标准

一、操作步骤

项目	内容	分值	质量评价标准	参考分值
操作前准备标准（20分）	1. 操作者自身准备：着装整洁，修剪指甲，七步洗手法清洗双手	2	不整洁，未洗手，未剪指甲	2
	2. 核对项目	2	未核对	2
	3. 核对老人、评估并解释：核对老人床号、姓名、年龄、意识、治疗情况、心理状态、合作程度；向老人解释滴眼药的方法、注意事项及配合要点	4	评估不完整	2
			解释不全面	2
	4. 评估环境：温湿度适宜、安静、整洁、光线充足，适宜操作	2	未评估环境	2
	5. 操作者个人准备：七步洗手法清洗双手，戴口罩	4	未洗手，未戴口罩	4
	6. 物品准备： 车上备：给药单、眼药水（眼药膏）、消毒棉球、干净纸巾、棉签 车下备：医疗垃圾筒、生活垃圾筒	6	少一项或多一项用物扣1分	6
实施质量标准（50分）	1. 核对及解释：推车至老人床旁，核对床尾卡，反问式核对老人的姓名，确认无误，做好解释，再次告知操作中配合方法	6	未核对	3
			未解释	3
	2. 核对药品名称、给药途径、用法、给药时间，检查药品质量和有效期	6	未核对	3
			未检查	3
	3. 确认是左、右眼，还是双眼给药	3	未确认	3
	4. 卧位：协助老人取仰卧位或坐位	3	选取卧位不正确	3
	5. 手消	3	未手消	3
	6. 清洁眼部：先用棉签拭净眼部分泌物，嘱老人头略后仰，眼往上看；拔开瓶塞，应将瓶塞侧面或瓶塞口向上，最好将其置放于一张干净纸或器皿上	10	未擦拭	5
			瓶塞处置不正确	5

（续表）

项目	内容	分值	质量评价标准	参考分值
实施质量标准（50分）	7. 再次核对： 滴眼药水法： 悬滴药液：操作者左手（或用干净棉签）向下轻轻拉下老年人的眼睑并固定，右手持眼药水瓶、摇匀，距眼约 2 ～ 3 cm 将眼药水滴入下结膜内 1 ～ 2 滴，轻提上眼睑，使结膜内充盈药液 上眼药膏法： 操作者左手（或用干净棉签）向下轻轻拉下老年人的眼睑并固定，将眼药膏瓶口垂直向下，并用手轻轻地挤出些许眼药膏，挤出的眼药膏呈一条细直线状。从外眼角方向顺眼裂水平挤在下睑结膜与眼球结膜交界处（即下穹窿）。先使下眼睑恢复原位，再轻提上眼睑，使结膜囊内充盈眼药膏	10	未核对	2
			手法不正确	4
			高度过高或过低	2
			瓶口触及眼部	2
	8. 闭眼吸收：操作者嘱咐老年人轻轻闭上眼睛，轻轻转动眼球，用消毒棉签为老年人拭去眼部外溢药液（药膏） 操作后核对	9	未指导	3
			未擦拭	3
			未核对	3
操作后处理标准（10分）	1. 协助老人取舒适卧位，整理床单位，观察、询问老年人无不适后离开 2. 分类整理用物，未污染、可继续使用物品归回原处 3. 洗手，在护理记录单上记录日期、时间、老人情况、滴眼药后的情况等，签名	10	未取舒适卧位	2
			未整理床单位	2
			未观察、询问	2
			未分类整理用物	2
			未记录或记录不完整	2
理论（10分）	眼部用药的注意事项	10	每少一项扣 2 分	10
总体评价（10分）	1. 操作熟练，动作轻柔 2. 认真核对，沟通恰当，指导正确，观察反应，满足需要	10	不熟练、不轻柔	5
			沟通不恰当	5

二、注意事项

1. 由于滴眼剂属于灭菌制剂，由结膜直接吸收，因此使用滴眼剂时一定要注意手部卫生。

2. 操作者要认真核对药瓶上的姓名、药名、用法、给药途径、给药时间、药品质量和有效期；应先将药瓶摇一摇，如果发现药液浑浊和絮状团块，表明药水已被污染，切勿再用。

3. 滴眼药水动作应轻柔，避免损伤黏膜。

4. 预防感染：上药时避免交叉感染，两眼都滴药时，先滴健眼、后滴病眼，先滴情况轻眼、后滴情况重眼；操作过程中注意瓶塞口、瓶口不可触及任何东西（包括眼睑、睫毛），以免造成老年人不适和污染药液。

5. 如数种药同时使用，中间须间隔 5 ～ 10 分钟。

6. 有些药液经角膜吸收后可引起心血管和呼吸系统的毒性，因此在用药过程中要注意观察老年人全身反应。

7. 滴眼液的保存应参照相关说明执行，需要时放入冰箱保存。

三、健康教育

1. 向老人解释用眼药的方法、注意事项及配合要点。

2. 在操作过程中密切观察老人反应，及时满足其需要。

耳部外用药给药照护技术操作及评价标准

一、操作步骤

项目	内容	分值	质量评价标准	参考分值
操作前准备标准（20分）	1. 操作者自身准备：着装整洁，修剪指甲，七步洗手法清洗双手	2	不整洁，未洗手，未剪指甲	2
	2. 核对项目	2	未核对	2
	3. 核对老人、评估并解释：核对老人床号、姓名、年龄、意识、治疗情况、心理状态、合作程度；向老人解释滴耳药的使用方法、注意事项及配合要点	4	评估不完整	2
			解释不全面	2
	4. 评估环境：温湿度适宜、安静、整洁、光线充足，适宜操作	2	未评估环境	2
	5. 操作者个人准备：七步洗手法清洗双手，戴口罩	4	未洗手，未戴口罩	4
	6. 物品准备： 车上备：给药单、滴耳药、消毒棉球、干净纸巾、棉签 车下备：医疗垃圾筒、生活垃圾筒	6	少一项或多一项用物扣 1 分	6
实施质量标准（50分）	1. 核对及解释：推车至老人床旁，核对床尾卡，反问式核对老人的姓名，确认无误，做好解释，再次告知操作中配合方法	6	未核对	3
			未解释	3
	2. 核对药品名称、给药途径、用法、给药时间，检查药品质量和有效期	6	未核对	3
			未检查	3
	3. 确认是左耳、右耳，还是双耳用药	3	未确认	3
	4. 卧位：协助老人取坐位或半坐卧位，头偏向一侧，使患侧耳在上，健侧耳在下	3	选取卧位不正确	3
	5. 手消	3	未手消	3
	6. 清洁耳部：用棉签将耳道内分泌物反复清洗至干净，用干棉签拭干；拔开瓶塞，应将瓶塞侧面或瓶塞口向上，最好将其置放于一张干净纸或器皿上	10	未擦拭	5
			瓶塞处置不正确	5
	7. 再次核对，滴入药液：操作者用左手将老人耳廓向后上方轻轻牵拉，使耳道变直，用右手持药液瓶，将掌跟轻置于耳旁，将药液沿耳道后壁滴入耳道内 5 ～ 10 滴	10	未核对	2
			手法不正确	4
			高度过高或过低	2
			瓶口触及耳部	2

（续表）

项目	内容	分值	质量评价标准	参考分值
	8. 轻揉耳廓：操作者协助老年人轻轻压住耳廓，使得药液充分进入中耳，或用消毒棉球塞入外耳道口，以免药液流出 操作后核对	9	未轻揉	3
			未塞棉球	3
			未核对	3
操作后处理标准（10分）	1. 协助老人取舒适卧位，整理床单位，观察、询问老年人无不适后离开 2. 分类整理用物，未污染、可继续使用物品归回原处 3. 洗手，在护理记录单上记录日期、时间、老人情况、滴耳药后的情况等，签名	10	未取舒适卧位	2
			未整理床单位	2
			未观察、询问	2
			未分类整理用物	2
			未记录或记录不完整	2
理论（10分）	耳部用药的注意事项	10	每少一项扣2分	10
总体评价（10分）	1. 操作熟练，动作轻柔 2. 认真核对，沟通恰当，指导正确，观察反应，满足需要	10	不熟练、不轻柔	5
			沟通不恰当	5

二、注意事项

1. 老年人耳聋、耳道不通或耳膜穿孔时，不应使用滴耳剂。

2. 滴药时，先将药瓶在手中握一会儿，当药液温度与体温接近时摇匀后使用，以免引起内耳反应。

3. 一般每次用药 5 ～ 10 滴或遵医嘱每日 2 次。

4. 滴药后须轻轻地抚揉、压迫耳廓，使药液进入中耳腔，保持原位 3 ～ 5 分钟后，再滴另一只耳朵，以利于药物吸收。

5. 注意观察滴药后老年人是否有刺痛或烧灼感，通常连续用药 3 天患耳仍疼痛则应停药、就医。

三、健康教育

1. 向老人解释滴耳药的使用方法、注意事项及配合要点。

2. 在操作过程中密切观察老人反应，及时满足其需要。

鼻部外用药给药照护技术操作及评价标准

一、操作步骤

项目	内容	分值	质量评价标准	参考分值
	1. 操作者自身准备：着装整洁，修剪指甲，洗手	2	不整洁，未洗手，未剪指甲	2

（续表）

项目	内容	分值	质量评价标准	参考分值
操作前准备标准（20 分）	2. 核对项目	2	未核对	2
	3. 核对老人、评估并解释：核对老人床号、姓名、年龄、意识、治疗情况、心理状态、合作程度；向老人解释滴鼻剂的使用方法、注意事项及配合要点	4	评估不完整	2
			解释不全面	2
	4. 评估环境：温湿度适宜、安静、整洁、光线充足，适宜操作	2	未评估环境	2
	5. 操作者个人准备：七步洗手法清洗双手，戴口罩	4	未洗手，未戴口罩	4
	6. 物品准备： 车上备：给药单、滴鼻剂、消毒棉球、干净纸巾、棉签 车下备：医疗垃圾筒、生活垃圾筒	6	少一项或多一项用物扣 1 分	6
实施质量标准（50 分）	1. 核对及解释：推车至老人床旁，核对床尾卡，反问式核对老人的姓名，确认无误，做好解释，再次告知操作中配合方法	6	未核对	3
			未解释	3
	2. 核对药品名称、给药途径、用法、给药时间，检查药品质量和有效期	6	未核对	3
			未检查	3
	3. 确认是左鼻腔、右鼻腔，还是双鼻腔用药	3	未确认	3
	4. 卧位：协助老人取平卧位，头尽量向后仰	3	选取卧位不正确	3
	5. 手消	3	未手消	3
	6. 清洁鼻部：操作者应先协助老年人将鼻涕等分泌物排出，并擦拭干净；如鼻腔内有干痂，应先用干净棉签蘸温盐水浸软、取出并擦拭干净后再滴药	10	未擦拭	5
			瓶塞处置不正确	5
	7. 再次核对，滴入药液：滴药前先嘱老人吸气，头尽量向后仰，使药液尽量达到较深部位，充分发挥药效；通常每次滴药 2 ～ 3 滴，注意瓶壁不要碰到鼻黏膜	10	未核对	2
			未指导	4
			手法不正确	2
			瓶口触及鼻部	2
	8. 轻揉鼻翼：滴药完毕，操作者以手轻轻地揉按鼻翼两侧，使药液能均匀地渗到鼻黏膜内；嘱老人仰卧 1 ～ 2 分钟再坐起，如果药液流入口腔可将其吐出并漱口 操作后核对	9	未轻揉	3
			未指导	3
			未核对	3
操作后处理标准（10 分）	1. 协助老人取舒适卧位，整理床单位，观察、询问老年人无不适后离开 2. 分类整理用物，未污染、可继续使用物品归回原处 3. 洗手，在护理记录单上记录日期、时间、老人情况、滴鼻药后的情况等，签名	10	未取舒适卧位	2
			未整理床单位	2
			未观察、询问	2
			未分类整理用物	2
			未记录或记录不完整	2
理论（10 分）	鼻部用药的注意事项	10	每少一项扣 2 分	10
总体评价（10 分）	1. 操作熟练，动作轻柔 2. 认真核对，沟通恰当，指导正确，观察反应，满足需要	10	不熟练、不轻柔	5
			沟通不恰当	5

二、注意事项

1. 如果老年人鼻腔内有干痂，应先用温盐水清洗浸泡，待干痂变软取出后再滴药。
2. 滴药后保持仰卧位 1 ～ 2 分钟，以利于药物吸收。
3. 如果药液流入口腔，可叮嘱老年人将其吐出，并漱口。

三、健康教育

1. 向老人解释滴鼻剂的使用方法、注意事项及配合要点。
2. 在操作过程中密切观察老人反应，及时满足其需要。

（单媛）

第十项　常用消毒液配制及使用照护技术操作及评价标准

一、消毒液消毒的原理

消毒液可使菌体蛋白凝固变性，酶蛋白失去活性，抑制细菌代谢和生长，或破坏细菌细胞膜的结构，改变其通透性，使细胞破裂、溶解，达到消毒灭菌的作用。

二、常用消毒液的适用范围、浓度及配制方法

常用消毒液	适用范围	浓度	配制方法
含氯消毒液	餐（茶）具、家具、环境	1. 物品消毒常用浓度为0.05%（即1 000 mL 水中含 500 mg 有效氯） 2. 排泄物消毒常用浓度为 0.1%（即 1000 mL 水中含有 1 g 有效氯） 3. 隔离消毒常用浓度为 0.2%（即1 000 mL 水中含有 2 g 有效氯）	1. 0.05% 含氯消毒液：首先用量杯将 1 000L 自来水放入塑料容器内，然后再放入 1 片含氯消毒片（每片含 500 mg 有效氯），之后混匀待用（或 1 000 mL 水中放入 11 mL 浓度为 5% 的含氯消毒剂原液） 2. 0.1% 含氯消毒液：即 1 000 mL 水中加入 2 片含氯消毒片（每片含 500 mg 有效氯），之后混匀待用（或 1 000 mL 水中放入 20 mL 浓度为 5% 的含氯消毒剂原液） 3. 0.2% 含氯消毒液：即 1 000 mL 水中加入 4 片含氯消毒片（每片含 500 mg 有效氯），之后混匀待用（或 1 000 mL 水中加入 40 mL 浓度为 5% 的含氯消毒剂原液）
过氧乙酸消毒液	耐腐蚀物品、环境	1. 物品浸泡消毒常用浓度为 0.2% ～ 1% 的过氧乙酸消毒液 2. 环境喷洒消毒常用浓度为 0.2% ～ 2% 的过氧乙酸消毒液用于环境喷洒。	首先用量杯将 1 000 mL 自来水放入塑料容器内，然后放入 33 mL 浓度为 16% 的过氧乙酸原液，即配制成浓度为 0.5% 的过氧乙酸消毒液，之后混匀待用

三、操作步骤

项目	内容	分值	质量评价标准	参考分值
	1. 操作者自身准备：按要求着装，修剪指甲，洗手，戴口罩	2	不整洁，未洗手，未剪指甲	2
	2. 核对项目	2	未核对	2

（续表）

项目	内容	分值	质量评价标准	参考分值
操作前准备标准（30分）	3. 核对老人、评估并解释：核对老人床号、姓名、年龄、意识、心理状态、合作程度；向老人解释房间消毒的方法、注意事项及配合要点 能活动老年人需在照顾者的陪伴下离开房间（搀扶或用轮椅推出），安置在一个安全、温暖的地方，并有人看护，防止其走失或摔倒；活动不便的，为其戴口罩，并嘱其闭上眼睛或用眼罩	10	评估不完整	3
			解释不全面	2
			老人安置不妥当	5
	4. 评估环境：应清洁宽敞、干燥平坦，停止清扫工作，减少走动，避免尘埃飞扬	4	未评估环境	4
	5. 操作者个人准备：七步洗手法清洗双手，按要求着装、戴口罩、帽子、手套、护目镜（必要时）	7	未洗手	2
			未按要求着装	5
	6. 物品准备：配制好的消毒液（用试纸检测消毒液的浓度是否符合标准）、盆、桶、抹布、拖布等；培养皿	5	少一项或多一项用物扣1分	5
实施质量标准（35分）	1. 携用物至房间，关闭门窗	5	未关闭门窗	5
	2. 浸泡物品：向盆内倒入适量配制好的消毒液，将需浸泡消毒的物品，如餐（茶）具、老年人使用的物品（金属、有色针织禁用）等泡入盆中	5	未浸泡或方法不正确	5
	3. 擦拭物品：用抹布蘸取桶内消毒液对家具、墙面、窗台进行擦拭	5	擦拭不彻底	5
	4. 消毒地面：用拖布蘸取桶内消毒液拖地	5	拖地不完全	5
	5. 空气采样：检查培养皿是否在有效期内，空气消毒1小时，然后将培养皿按要求放在固定位置，其间，任何人不能走动，5分钟后将培养皿盖盖上，用无菌巾盖好	5	未采样 或采样方法不正确	5
	6. 物品表面采样：消毒处理4小时后对物品表面进行采样	5	未采样 或采样方法不正确	5
	7. 及时送检：将培养皿及物品表面采样及时送到检验部门进行检验	5	未送检	5
操作后处理标准（15分）	1. 整理用物：将浸泡的物品取出，用清水刷洗干净后晾干，将剩余消毒液倒入水池 2. 开窗通风：30分钟后搀扶老年人回房间 3. 记录保存结果：将检测效果记录在固定本上或贴在本上，检测结果存留2年	15	未整理用物	5
			未开窗通风	3
			未安置老人	3
			未记录或 记录不完整	4
理论（10分）	常用消毒液的浓度、适用范围及配制方法	10	每少一项扣2分	10
总体评价（10分）	1. 操作熟练，擦拭、消毒符合规范 2. 认真核对，沟通恰当，观察反应，满足需要	10	不熟练、不规范	5
			沟通不恰当	5

四、消毒液消毒房间的要点

1. 空气消毒

将合适的消毒液（如过氧化氢溶液）倒入气溶胶喷雾器内，关闭门窗，操作者需戴帽子、口罩及护目镜，连接电源，打开气溶胶喷雾器开关，按照从内到外、从上到下的顺序进行喷雾消毒，喷雾结束后，关闭房门 30 分钟后开窗通风 30 分钟。

2. 家具表面消毒

选用干净的小毛巾，浸泡在 0.05% 含氯消毒液中，然后拧干，直接擦拭家具表面。不耐腐蚀的金属表面可采用 75% 乙醇溶液擦拭，多孔材料表面可采用 0.1% 含氯消毒液喷雾。

3. 用物消毒

戴好手套，将被消毒的物品洗净，特别注意轴节部位要清洗干净，擦干后将待消毒物品浸没在消毒液内，注意打开物品的轴节或盖套，管腔内要灌满消毒液。浸泡时间 30 分钟。

4. 地面消毒

先将拖布涮洗干净、控干，然后浸入 0.05% 含氯消毒液中，控干后拖地，耐腐蚀地面可用 0.1% 过氧乙酸消毒液拖地或 0.2% ～ 0.4% 过氧乙酸消毒液喷洒。

5. 操作点

（1）消毒地面前，应安置老年人于床上或沙发上，并嘱其勿走动，防滑倒。

（2）在配制消毒液之前，备好所需塑料容器、含氯消毒片（液）、手套、口罩、量杯等。

（3）由于浓消毒液有刺激性和腐蚀性，所以配制时须戴好口罩、橡胶手套。

（4）消毒液对金属有腐蚀作用，对织物有漂白作用，故不宜用于金属制品、有色衣服及油漆家具的消毒。

（5）为保证消毒液的消毒效果，消毒液尽量现用现配，保存于密闭容器内，置于阴凉、干燥、通风处。

五、健康教育

1. 向老人解释消毒的方法、意义、注意事项及配合要点。

2. 在操作过程中妥善安置老人，专人陪护，确保老人安全，并密切观察老人情况，及时满足其需要。

（单媛）

第十一项　常见风险的识别与预防、应急处置与安全转运技术操作

一、老人常见风险

老人因机体衰弱，身心功能退化，感觉减退、平衡失调及慢性病影响，还有不服老、不想麻烦别人的心态，常会发生一些风险，主要包括：跌倒、坠床、走失、噎食、误吸（误食）、窒息、烫伤及猝死。

二、常见风险的发生原因

（一）生理原因

1. 视力、听力、嗅觉等感官能力下降，花眼、视物模糊、视野狭窄、不同程度听力障碍，对风险的识别能力降低。

2. 大脑反应迟缓，中枢对信息感受的过程减慢，对风险的应变能力变慢。

3. 骨骼肌肉系统的退行性改变，使骨骼、关节、韧带、肌肉的结构和功能受到损害，稳定性、协调性、姿势控制力、降低。

（二）心理原因

不服老或不愿意麻烦他人。

（三）病理原因

1. 患有急慢性疾病，如心脑血管疾病、心肺功能受损（心力衰竭、心律失常、慢性肺部疾病），神经系统功能受损（帕金森病、脑卒中 / 中风后遗症、阿尔茨海默病等）。

2. 骨骼肌肉系统疾病，如骨质疏松、肌肉 / 关节病变，导致活动受限。

3. 感官系统病变，如视觉、听觉、嗅觉、味觉等功能受损。

4. 药物不良反应，如镇静安眠药、降压药、抗抑郁药等。

5. 不良饮食习惯，如过度吸烟、饮酒导致过度肥胖、营养不良、脱水等。

（四）环境原因

1. 光线过强或过暗：灯光或阳光过于明亮、刺眼，光线过暗视物不清。

2. 地面防滑性能差，不平坦、花纹过多。

3. 卫生间、浴室、楼梯缺少扶手，马桶或座椅高矮不适合。

4. 助行器不适宜。

5. 身体约束不当。

（五）其他原因

手指甲、脚指甲过长；穿着不合适的鞋子。

三、常见风险的预防与照护措施

（一）跌倒

老人易发生跌倒，轻者引起软组织损伤，重者发生骨折、脑出血危及生命。

预防与照护措施：

1. 预先做好跌倒风险评估，实施预见性照护。

2. 完善房间设施，保证环境安全：①设置适当的照明，光线分散、柔和，避免光线过强或过暗，夜间设置有地灯；②地面保持干燥防滑，有水渍随时清扫，做好警示牌；③室内尽量减少台阶、门槛等，家具物品靠墙摆放整齐，不轻易移位，以免行走绊倒；④卫生间、浴室、楼梯等设置扶手，坐便器两边设置扶手，放置防滑胶垫；⑤浴室及卫生间门安装向外打开，使用长型门把手和水龙头，便于开关；⑥洗脸水池、坐便等日常用具高度适宜，浴缸口距离地面不超过 50 cm，便于进出；⑦医疗设备仪器有序放置。

3. 着装适宜：①老人的穿着应大小合身，尤其是裤子，如果太长会影响行走；②鞋子不宜过大，尽量不穿拖鞋，应穿合脚的布鞋或鞋底带有花纹的防滑鞋；③穿脱裤子、袜子和鞋子应坐着进行；④定期修剪指趾甲。

4. 器械辅助：协助老人选择适当的眼镜、助听器、助行器。

5. 行走锻炼：锻炼老人在行动前先坐稳，再站稳，然后再起步行走。对肌力在 4 级以下的老人，严禁做患肢的负重锻炼，且其他部位锻炼时间要遵循严格的规定。锻炼过程中要密切观察老人的面色、神态、整体状况，如有不适应立即停止锻炼，休息或对症处理。

6. 陪伴活动：对关节不灵，反应迟钝，有体位性低血压，或服用安眠、镇静类药物，进行降压治疗的老人，睡前尽量少饮水，夜间尽量不去厕所。如夜尿较频，照护者应提前将排便所需物品放在老人床边，以方便老人就近使用。小碎步态老人行走时，必须有人搀扶或提供助行器。

7. 一旦发生跌倒，应立即评估老人受伤情况，如发生皮肤破损、软组织损伤应做好对症处理，如发生骨折，应妥善给予固定，原地呼叫救护车或尽快转运至医院，给予进一步的处理。

（二）坠床

老年人坠床往往会造成严重的后果，坠床的老人多有意识不清或稍有意识障碍者。

预防与照护措施：

1. 加用床栏、床档，必要时给予适当约束：对有跌倒高危因素的老人，如意识不清、躁动不安、年老体弱、偏瘫及翻身幅度较大的老人加用床栏，必要时实施约束带保护性约束或专人陪护，保证老人安全，并列入交班内容，进行床旁交接班。

2. 护士需评估老人情况，对于有高危因素的老人加强巡视与观察：年龄大于 65 岁，年老体弱者；曾有坠床病史、意识障碍、视力模糊、虚弱头晕、肢体功能障碍者等。老人睡眠时，要经常巡视，发现睡眠中的老人睡在靠近床缘时，要及时挡护，必要时为老人向床内侧身翻身。

3. 加强协作：对体重较大、身材较高的老人进行翻身或者转移照护时，最好 2 ～ 4 人协作完成。

4. 老人坐轮椅，要使用安全带，轮椅使用前要检查轮胎情况及刹车功能是否完好。

（三）走失

老人走失主要有两种情况：一是能自行活动的痴呆老人因为智力和判断力减退而走失，二是老人与家庭成员或照护者发生矛盾，故意赌气离家或离院出走。

预防与照护措施：

1. 对新入院老人及家属详细介绍入院须知，老人不可单独外出，外出必须由照护者陪同。

2. 对老人进行准确评估，特别针对高龄老人、定向力障碍、精神障碍、使用抗兴奋药物及既往有走失现象的老人，要详细评估情况，制定安全预案。

3. 存在一定安全隐患的老人，照护者应该及时进行风险评估，并为老人佩戴腕带。可以为居家照护的老人制作一张身份卡，上写老人姓名、住址、紧急联系人电话，缝在老人的外套上。

4. 定时巡视走失高危人群，必要时设专人专护，预防走失。

5. 加强与老人、家属的沟通，多虚寒问暖，多交流谈心，关注老人情绪状态，及时满足其合理需要，有问题及时给予心理疏导。

6. 合理进行人力调配，采取必要措施进行看护，确保预防走失措施预案有效落实。

（四）噎食

老人常因神经反射活动衰退，咀嚼功能不良，消化功能降低，唾液分泌减少，引起吞咽障碍，或因进餐过快，尤其是进食大块食物，如肉类或汤圆，未嚼碎就吞咽而引起噎食。

预防与照护措施：

1. 协助老人取适宜体位；老人进餐时尽量采取坐位或半卧位，胃部不受压迫，促使食物由食管较快地进入胃内。

2. 根据老人情况制定合适的饮食种类。尽量选择软食，半流质、流质食物，如米糊、面糊或菜泥等，减少噎食的发生概率。

3. 帮助老人建立良好细嚼慢咽饮食习惯，肉类、汤圆类的较大的食物，要分割成小块慢慢进食，进食时每口食物不宜过多，且一餐不宜过饱，宜少食多餐。

（五）误吸（误食）

老人食管以下括约肌松弛及呕吐反射功能衰退，食管排空作用迟缓，神经系统疾病会导致假性球麻痹均会导致误吸的发生，轻者引起呛咳，重者发生吸入性肺炎；吸入较大异物阻塞大气道时，可突然窒息，甚至死亡。

预防与照护措施：

1. 老人应在安静状态下进食，精力要集中不要谈话；刚睡醒的老人应适当刺激，使其在良好的觉醒状态下进食。

2. 根据老人具体情况，选择适宜的进餐方式，协助老人取恰当的进餐体位，卧床老人进餐，应将床头抬高 30°，头偏向一侧。

3. 根据老人情况选择适宜的食物，软食，半流质、流质食物等，既能保证老人营养摄入又能减少误吸发生。食物温度要适宜。进餐速度不宜过快，应细嚼慢咽。吞咽功能较差的老人，应慎吃、忌吃汤圆类不易咀嚼和消化的食物。

4. 掌握正确的喂食技巧，少量多餐，避免过饱，喂食后以温开水漱口。鼻饲的老人的照护方法，参见“鼻饲照护技术操作及评价标准”。

5. 对于痰多无力咳嗽的老人，应勤翻身拍背，帮助排痰，进食前应吸净痰液。

6. 对有流涎吞咽迟钝的老人及时向医生反映病情，调整治疗方案。

7. 做好健康教育，为老人及家属讲解正确的进食、喂食技巧，误吸的先兆及临床表现，使他们具备一定的识别能力，准确反映病情，一旦发生误吸，能及时进行抢救。

（六）窒息

老人由于呼吸肌弹性降低，肺功能下降，咳嗽反射能力降低，纤毛运动减弱等，导致肺部的扩张力降低，充气不足，排除异物或沉淀物的能力降低，易造成痰液阻塞窒息。

预防与照护措施：

1. 患有严重呼吸困难及容易呛咳、昏迷的老人应及早给予胃管鼻饲，避免误吸发生。病情好转后逐渐改口进饮食，但要循序渐进，不能操之过急。

2. 进食时应严密观察进食情况，发现问题及时采取相应的措施。

3. 应加强观察，预防舌后坠的发生，一旦发生舌后坠，引起窒息，应立即取去枕平卧位，开放气道（可应用仰头抬颏法、压额抬颈法或托下颌法）将老人下颌上抬，使头部伸直后仰，解除舌根后坠，同时置入口咽通气管，使气道通畅。

4. 如因误吸或误食引起窒息，可立即行海姆立克急救法进行急救。

步骤	操作步骤
对于可以站立的老人：	
①	施救者站在老人后面，脚呈弓步状，前脚置于老人双脚之间
②	以一手的大拇指侧与食指侧对准老人剑突与肚脐之间的腹部（肚脐上两横指处）
③	另一手将老人背部轻轻推向前，使其处于前倾位，头部略低，嘴要张开（有利于呼吸道异物被排出），将此手置于握拳头的手上，双手握紧并急速冲击性地、向内上方压迫其腹部，反复有节奏、有力地进行，以形成的气流把异物冲出
④	检查口腔，如异物已被冲出，迅速用手指沿老人一侧面颊从口腔内钩出异物
⑤	呼吸道异物取出后应及时检查呼吸心跳，如无，应立即行心肺复苏术
对于意识不清，或是老人在站立不便于操作者进行施救的情况：	
①	协助老人取去枕仰卧位，首先开放呼吸道
②	救护者骑跨在老人大腿外侧
③	一手以掌根按压肚脐与剑突之间的部位（肚脐上两横指处），另一手掌覆盖其手掌之上，进行冲击性地、快速地、向前上方压迫，反复至呼吸道异物被冲出
④⑤	同上

（七）烫伤

预防与照护措施：

1. 热水袋使用要点，参见“热水袋使用照护技术操作及评价标准”。

2. 需要泡脚的老人，泡脚水温度不宜过高，应维持在45℃左右。

3. 沐浴时要先放冷水，再加热水调节水温，测试水温在45℃左右后再沐浴。

4. 发生烫伤，应立即用流动凉水冲洗烫伤部位，至痛感减轻，尽快就医，进行专业治疗与护理。

（八）猝死

猝死同冠心病有着非常高的相关性，因此患有冠心病等心血管疾病的老人都是猝死的高危人群。

预防与照护措施：

1. 注意避免温差过大刺激，忽冷忽热。室内温度一定要合适，尤其是老人最好不要吃冰冻食品，要避免血管突然收缩导致心源性猝死。

2. 建立良好的饮食习惯，清淡饮食，增加粗纤维和水果蔬菜的摄入量，以保持大便通畅，避免因为便秘引发猝死。

3. 有冠心病等心血管疾病的人外出时应随身携带硝酸甘油、速效救心丸等，同时，应随身携带写有家庭住址、家庭成员联系电话、病史的急救卡。

4. 清楚掌握家庭周边的医疗机构分布情况，以便及时获得急救支援。

（单媛）

第三部分　康复照护技术

第一项　偏瘫老人的良肢位摆放照护技术操作及评价标准

一、概念

良肢位，是根据治疗、护理及康复的需要所采取并保持的身体姿势和位置，偏瘫患者的康复护理中，为防止或对抗痉挛姿势的出现，保护肩关节及早诱发分离运动而设计的治疗体位。能抑制上肢屈肌、下肢伸肌的典型痉挛模式，有利于恢复正常运动模式。

二、目的

1. 预防或减轻痉挛的出现。
2. 保护肩关节、诱发分离运动。

三、操作步骤

项目	内容	分值	质量评价标准	评分标准
操作前准备标准（14分）	1. 操作者自身准备：着装整洁，七步洗手法洗手	2	不整洁，未洗手	2
	2. 核对项目	2	未核对	2
	3. 解释：向老年人解释良肢位的目的、方法、注意事项及配合要点	2	解释不全面	2
	4. 评估：了解老年人病情、肢体功能、心理状态、意识状态、配合程度、自理能力等	2	评估不准确	2
	5. 环境：安全整洁，宽敞明亮，适合操作	2	未评估环境	2
	6. 操作者个人准备：再次清洗双手，戴口罩	2	未洗手，未戴口罩	2
	7. 物品准备：软枕 4 ～ 5 个	2	少一项或多一项用物	2
	1. 核对：推推车至老年人床旁，核对床尾卡，反问式核对老年人的姓名，确认无误，做好解释，再次告知操作中配合方法，拉上隔帘	6	未核对	3
			未解释	3
	2. 放下床档，松开床位盖被，注意保暖，防止坠床	2	未取适当卧位	2

（续表）

项目	内容	分值	质量评价标准	评分标准
实施质量标准（80分）	3. 患侧卧位：患侧在下，健侧在上，头部垫枕（高度10～12 cm）；躯干稍后仰，腰背部放枕支撑；将患肩向前拉出以避免受压和后缩，患侧肘关节伸展，前臂旋后，腕关节背伸，手指伸展，掌心向上；健侧上肢放在身上或后面的枕头上，避免放在身前以免因带动整个躯干向前，而引起患侧肩胛骨后缩；患侧下肢髋、膝关节轻度屈曲，踝关节屈曲90°，防止足下垂，健腿屈髋屈膝向前放于长枕上，双下肢呈迈步状	26	枕头高度不正确	3
			躯干摆放不正确	3
			患侧上肢不正确	5
			患侧下肢不正确	5
			健侧上肢不正确	5
			健侧下肢不正确	5
	4. 健侧卧位：健侧在下，患侧在上；头部垫枕，胸前放一软枕，患侧上肢向前伸出放在枕上，使肩充分前伸，前臂旋前，手指伸展，掌心向下；患侧下肢髋、膝关节轻度屈曲，置于软枕上，患侧踝关节背屈，不能内翻悬于软枕边缘，以防足内翻下垂；健侧下肢髋关节伸展，膝关节轻度屈曲，双下肢呈迈步状	23	躯干摆放不正确	3
			患侧上肢不正确	5
			患侧下肢不正确	5
			健侧上肢不正确	5
			健侧下肢不正确	5
	5. 仰卧位：头部垫枕，患肩和上肢下垫一长枕，防肩胛骨后缩；上臂外旋稍外展，肘关节伸直，腕关节背伸，掌心向上，手指伸直并分开；患侧臀部、大腿垫于薄枕上，避免骨盆向后倾斜；患侧髋关节屈曲、内旋，防止外展、外旋；膝关节轻度屈曲，腘窝后上方垫一小枕；踝关节保持中立位，足底不放任何东西	23	躯干摆放不正确	3
			患侧上肢不正确	5
			患侧下肢不正确	5
			健侧上肢不正确	5
			健侧下肢不正确	5
理论（3分）	1. 良肢位摆放的目的	3	回答不全面	1
	2. 良肢位摆放的注意事项		回答不全面	2
总体评价（3分）	1. 操作熟练，动作轻柔	3	不熟练不轻柔	1
	2. 时间：30分钟，超时扣分		超时	2

四、注意事项

1. 操作中动作轻柔，避免拖拉拽等动作，防止关节拉伤。

2. 注意保护老年人安全，用床档做好保护，防止坠床。

3. 掌心不要放置任何物品，避免引起抓握反射，加重痉挛。

4. 仰卧位时患足置于中立位，或者穿上矫形鞋预防足下垂，但不可以用枕头等物品顶在足底，避免痉挛加重。

5. 健侧卧位时，患侧下肢垫的软枕要足够长，避免患足悬于软枕边缘，使足内翻下垂。

五、健康教育

1. 给老年人讲解良肢位摆放的目的、操作过程。

2. 给老年人讲解良肢位摆放的注意事项。

3. 告诉老年人若有不适，应及时告知操作者。

（张金燕）

第二项　偏瘫老人床上转移活动照护技术操作及评价标准

一、概念

体位转移，人体姿势转换和位置移动的过程，如翻身、床上移动等，是老年人自身或在他人的帮助下完成翻身、床上移动等的锻炼方法。

二、目的

1. 教会老年人翻身、移动等转移方法，使能够独立完成各项日常生活活动，提高老年人的生活质量。

2. 预防压疮、肺部感染等。

三、操作步骤

项目	内容	分值	质量评价标准	评分标准
操作前准备标准（12分）	1. 操作者自身准备：着装整洁，七步洗手法洗手	2	不整洁，未洗手	2
	2. 核对项目	2	未核对	2
	3. 解释：向老年人解释体位转移的目的、方法、注意事项及配合要点	2	解释不全面	2
	4. 评估：了解老年人病情、肢体功能、心理状态、意识状态、配合程度、自理能力等	2	评估不准确	2
	5. 环境：安全整洁，宽敞明亮，适合操作	2	未评估环境	2
	6. 操作者个人准备：再次清洗双手，戴口罩	2	未洗手，未戴口罩	2
	1. 核对：推推车至老年人床旁，核对床尾卡，反问式核对老年人的姓名，确认无误，做好解释，再次告知操作中配合方法，拉上隔帘	9	未核对	4
			未解释	5
	2. 放下床档，松开床位盖被，注意保暖，防止坠床	5	未做到	5

（续表）

<table>
<tr><th>项目</th><th>内容</th><th>分值</th><th>质量评价标准</th><th>评分标准</th></tr>
<tr><td rowspan="12">实施质量标准（80分）</td><td rowspan="4">3. 床上翻身：从平卧位到患侧卧位：嘱老年人双上肢 Bobath 握手，肘部伸直，肩上举约 90°，健侧下肢屈膝屈髋，足底置于床面。嘱老年人抬头并转向患侧，健侧上肢和手伸向患侧，健腿蹬床，躯干旋转带动骨盆翻向患侧卧位，如果老年人不能主动翻身，操作者可从健侧膝关节或者上肢向患侧给予帮助，协助完成翻身</td><td rowspan="4">24</td><td>握手不正确</td><td>6</td></tr>
<tr><td>健侧下肢不正确</td><td>6</td></tr>
<tr><td>患侧下肢不正确</td><td>6</td></tr>
<tr><td>翻身不正确</td><td>6</td></tr>
<tr><td rowspan="4">4. 床上翻身：从平卧位到健侧卧位：老年人将健足从患侧腘窝处插入并沿患侧小腿伸展，将患足置于健足上方，双手 Bobath 握手进行上举后向左右两侧摆动，利用上肢摆动的惯性带动躯干及骨盆向健侧翻身</td><td rowspan="4">24</td><td>握手不正确</td><td>6</td></tr>
<tr><td>健侧下肢不正确</td><td>6</td></tr>
<tr><td>患侧下肢不正确</td><td>6</td></tr>
<tr><td>翻身不正确</td><td>6</td></tr>
<tr><td rowspan="3">5. 床上卧位移动：老年人将健足放在患足下方，健手将患手固定在胸前，利用健侧下肢将患侧下肢抬起向一侧移动，用健足和肩部支起臀部，同时将臀部移向同侧，臀部侧方移动完毕后，再将肩、头向同方向移动</td><td rowspan="3">18</td><td>下肢移动不正确</td><td>6</td></tr>
<tr><td>臀部移动不正确</td><td>6</td></tr>
<tr><td>肩、头移动不正确</td><td>6</td></tr>
<tr><td></td><td></td><td></td></tr>
<tr><td rowspan="2">理论（4分）</td><td rowspan="2">1. 床上转移活动的目的
2. 床上转移活动的注意事项</td><td rowspan="2">4</td><td>回答不全面</td><td>2</td></tr>
<tr><td>回答不全面</td><td>2</td></tr>
<tr><td rowspan="2">总体评价（4分）</td><td rowspan="2">1. 操作熟练，动作轻柔
2. 时间：20 分钟，超时扣分</td><td rowspan="2">4</td><td>不熟练不轻柔</td><td>2</td></tr>
<tr><td>超时</td><td>2</td></tr>
</table>

四、注意事项

1. 操作中动作协调轻柔，避免拖拉拽等动作，防止关节拉伤。
2. 注意保护老年人安全，用床档做好保护，防止坠床。
3. 转移前后注意观察全身皮肤情况，有引流者注意固定好，防止脱出。
4. 转移后保持老年人体位舒适、安全。

五、健康教育

1. 给老年人讲解床上转移活动的目的、操作过程。
2. 给老年人讲解床上转移活动的注意事项。
3. 告诉老年人尽可能自己主动完成，若有不适，应及时告知操作者。

（张金燕）

第三项　关节被动运动照护技术操作及评价标准

一、概念

关节活动范围训练，是指利用各种方法维持和恢复组织粘连或肌肉痉挛等多种因素导致的关节障碍的运动疗法技术。而被动运动是关节活动范围训练中防止关节周围软组织挛缩造成的关节功能障碍的常用方法之一。

二、目的

通过适当的关节被动活动保持肌肉的生理长度和张力，防止关节周围组织挛缩与粘连，保持关节的正常活动范围。

1. 维护关节正常形态和功能，特别适合于有轻度关节粘连或肌痉挛的老人。

2. 对于肌肉瘫痪的老人，在神经功能恢复前应及早进行关节的被动运动，可以达到维持关节正常活动范围的目的。

三、操作步骤

项目	内容	分值	质量评价标准	评分标准
操作前准备标准（10 分）	1. 操作者自身准备：着装整洁，修剪指甲，七步洗手法洗手	1	不整洁，未洗手 未剪指甲	1
	2. 核对项目	1	未核对	1
	3. 解释：向老人解释关节活动的目的、方法、注意事项及配合要点	2	解释不全面	2
	4. 评估：评估老人身体状况、四肢肌力、关节活动情况、心理状态、自理能力；意识状态、配合程度等；导致关节功能障碍的原因；既往疾病诊疗史；既往手术史、风险因素等	2	评估不准确	2
	5. 环境：安全整洁，宽敞明亮，适合操作	1	未评估环境	1
	6. 操作者个人准备：再次清洗双手，戴口罩	2	未洗手	1
			未戴口罩	1
	7. 物品准备：推车、一次性大单或毛毯 1 个、执行单、纸、笔	1	少一项、多一项扣 1 分	1

（续表）

项目	内容	分值	质量评价标准	评分标准
实施质量标准（75分）	1. 核对：推车至老人床旁，核对床尾卡，反问式核对老人的姓名，确认无误，做好解释，再次告知操作中配合方法，拉上隔帘	5	未核对	1
			未解释	2
			未保护隐私	2
	2. 体位：协助老人取舒适、放松卧位（一般取仰卧位、俯卧位或半卧位），肢体充分放松	3	未取适当卧位并放松	3
	3. 按病情确定运动顺序： 瘫痪肌的恢复：由近端到远端（如由肩到肘，髋到膝）；促进血液循环：由远端到近端（如手到肘，足到膝）	2	顺序有误（口述）	2
	4. 躯干：仰卧，患肢膝屈曲，操作者一手固定一侧肩部，一手放患侧骨盆部位，使肩与骨盆向相反的方向旋转并停留 5 ～ 10 秒，充分牵拉患侧躯干	10	体位错误	2
			手法错误	2
			动作不轻柔	3
			未停留	3
	5. 上肢： 肩关节：（各关节操作前给予一定的牵拉力） （1）屈曲：操作者一手握老人肘关节上方，另一手握腕关节处，将老人上肢沿矢状面向上举过头 （2）肩关节外展：操作者一手握老人肘关节上方，另一手握腕关节处，将老人上肢上举过头；外展 90° 时将上肢外旋后再继续上举至耳部 （3）肩关节内外旋：肩关节外展 90°，肘关节屈曲，操作者一手固定肘关节，一手握腕部将上肢向内、外旋转	16	手法错误	2
			未将上肢外旋	3
			外展角度不准确	3
			屈伸不到位	2
			旋转方法错误	3
			动作不轻柔	3
	肘关节：上肢外展，操作者一手固定肘关节，另一只手握腕关节做肘关节屈伸动作	4	手法错误	2
			屈伸不到位	2
	前臂：老人肘关节屈曲，操作者一手握腕关节上方固定，另一手抓握手指，做旋转前臂，旋前旋后动作	7	手法错误	2
			屈伸不到位	2
			动作不轻柔	3
	腕关节：操作者一手握腕关节上方，一手握腕关节下方做腕关节屈伸动作，活动到最大范围	7	手法错误	2
			屈伸不到位	2
			动作不轻柔	3
	6. 下肢： 髋关节：（各关节操作前给予一定的牵拉力） （1）屈曲：仰卧，操作者一手托住老人小腿，一手托住其足跟，双手将老人大腿尽量接近腹部 （2）伸展：俯卧位，操作者一手抓握踝关节上方，一手从下方抓住膝关节前部，用前臂托住其小腿及膝关节，用力向上抬，被动延展老人髋部 （3）外展：仰卧位，操作者一手放膝关节下方，另一手握老人踝关节上方，将下肢沿额状面方向移动。达到全关节活动范围	13	手法错误	3
			活动范围不到位	2
			抓握位置不适宜	2
			活动方向有误	3
			动作不轻柔	3
	踝关节：（仰卧位）操作者一手固定踝关节上方，一手握其足跟，前臂贴紧脚掌及外侧，轻轻用力向上拉动	8	手法错误	3
			拉伸不到位	2
			动作不轻柔	3

（续表）

项目	内容	分值	质量评价标准	评分标准
操作后处理标准（5分）	1. 询问老人的感受，感谢其配合	1	未询问老人感受	1
	2. 整理用物：收起一次性大单，为老人盖好衣被。未污染物品、可继续使用物品归回原处	2	未整理用物	2
	3. 按七步洗手法彻底清洗双手	1	未洗手	1
	4. 记录：在执行单上签执行时间与全名	1	未记录	1
理论（5分）	1. 关节活动的目的	5	回答有误	2
	2. 关节活动的注意事项		回答有误	3
总体评价（5分）	1. 操作熟练，动作轻柔，无不适及其他并发症	5	不熟练不轻柔	2
	2. 注意保护老人隐私		未注意保护隐私	1
	3. 与老人交流沟通顺畅		交流不到位	2

四、注意事项

1. 老人在舒适体位下进行，并尽量放松，必要时脱去妨碍治疗的衣物或固定物。

2. 动作轻柔，平稳有节律，应在老人无痛或微痛，可耐受的范围内进行，避免冲击性运动和暴力。

3. 活动范围逐渐增加，尽可能接近正常最大限度，但不应引起肌肉明显的反射痉挛或训练后持续疼痛，避免损伤。

4. 每次活动针对一个关节，固定位置尽量接近关节的中心部位，每次各方向分别活动 15 ～ 20 次。

5. 长期活动受限、痉挛内收、屈曲位的关节与肌肉牵伸结合，先做被动牵拉运动，如牵拉跟腱维持踝关节背曲、屈曲肘关节做伸展活动等。

6. 操作前做好解释工作取得配合，操作中老人感觉异常应立即停止并咨询专业治疗师。

五、健康教育

1. 讲解关节活动的目的、操作过程，减轻老人的焦虑。

2. 讲解配合的要点、放松的相关知识、体位等。

3. 介绍关节活动的重要性，引导老人主动运作。

4. 告知老人若有不适，应及时告知操作者。

（马桂云）

第四项　肌肉被动牵伸照护技术及评价操作标准（肩、肘、腕）

一、概念

牵伸是指为恢复关节周围软组织的伸展性和降低肌张力，改善关节活动范围，运用外力拉长短缩或挛缩的软组织，做轻微超过软组织阻力和关节活动范围内的活动。

二、目的

用于各种原因导致的软组织挛缩、粘连或瘢痕形成，继发引起老人的关节活动范围降低和日常生活活动能力受限；预防由于制动、内外固定和失用等造成的肌力减弱以及相应软组织挛缩的发生。活动前牵伸利于预防肌肉骨骼系统受损。

1. 改善并增加关节活动范围。
2. 防止组织发生不可逆性挛缩。
3. 调整肌张力，提高肌肉的兴奋性。
4. 防止粘连、缓解疼痛。
5. 预防软组织损伤。

三、操作步骤

项目	内容	分值	质量评价标准	评分标准
操作前准备标准（10 分）	1. 操作者自身准备：着装整洁，修剪指甲，七步洗手法洗手	2	不整洁，未洗手	1
			未剪指甲	1
	2. 核对项目	1	未核对	1
	3. 解释：向老人解释肌肉牵伸的目的、方法、注意事项及配合要点	2	解释不全面	2
	4. 评估：评估老人身体状况、四肢肌力、活动情况、心理状态、自理能力；意识状态、配合程度等；既往疾病诊疗史；既往手术史、风险因素等	2	评估不准确	2

（续表）

项目	内容	分值	质量评价标准	评分标准
操作前准备标准（10 分）	5. 环境：安全整洁，宽敞明亮，适合操作	1	未评估环境	1
	6. 操作者个人准备：再次洗手，戴口罩	1	未洗手 未戴口罩	1
	7. 物品准备：推车、一次性大单或毛毯 1 个、执行单、纸、笔	1	少一项、多一项扣 1 分	1
实施质量标准（75 分）	1. 核对：推车至老人床旁，核对床尾卡，反问式核对老人的姓名，确认无误，做好解释，取得配合。再次告知操作中配合方法，拉上隔帘，使用一次性大单保护老人隐私	6	未核对	1
			未解释	2
			未保护隐私	3
	2. 体位：协助老人取舒适、放松卧位（一般取卧位和坐位）	4	未放松	4
	3. 充分暴露治疗部位。每次被动牵伸持续 10 ～ 15 秒，最长可达 30 ～ 60 秒，重复 10 ～ 20 次，每次间隔 30 秒左右，配以手法按摩放松。低强度，循序渐进（口述）	11	动作未持续	3
			未重复	4
			强度不适宜	4
	肩部肌肉牵伸：操作者站被牵伸侧，每个动作做 3 组，口述牵伸目的，操作中询问老人感受	6	口述目的不准确	2
			未重复	2
			未询问感受	2
	1. 前屈：老人仰卧，上肢前屈，肘关节屈曲位，前臂和手放松。操作者上方手从老人内侧握肘关节，下方手置于肩胛骨腋侧缘固定肩胛骨。上方手将上臂被动前屈到最大范围	4	未放松	1
			手法不正确	2
			活动范围不足	1
	2. 后伸：增加肩关节后伸活动范围。老人俯卧位，上肢置于体侧，前臂和手自然放松。操作者上方手置于肩胛骨上固定肩胛骨，下方手从掌侧握住肘关节托起上臂远端，背伸到最大范围	4	未放松	1
			手法不正确	2
			活动范围不足	1
	3. 肩关节外展：老人仰卧位，肩主动外展位，屈肘 90°。操作者上方手托住肘关节，下方手握住前臂远端。上方手将上臂被动外展至最大范围	4	体位有误	1
			手法不正确	2
			活动范围不足	1
	4. 肩关节内旋：老人仰卧位，屈肘 90°，肩外展 90°。操作者内侧手置于上臂远端，外侧手置于前臂远端将前臂向足部方向朝床面活动至最大范围	4	体位有误	1
			手法不正确	2
			活动范围不足	1
	5. 肩关节外旋：老人仰卧位，屈肘 90°，肩外展 90°。操作者外侧手置于前臂远端，内测手握前臂远端将前臂向头部方向朝床面活动至最大范围	4	体位有误	1
			手法不正确	2
			活动范围不足	1
	6. 肩关节外展：仰卧位，患肩置于床外，肩关节外展 90°，肘关节屈曲。操作者内侧手固定肩部，外侧手握上臂远端将上肢向地面方向活动至最大范围	4	体位有误	1
			手法不正确	2
			活动范围不足	1
	肘部肌肉牵伸：手法轻柔、缓慢、强度要小，时间稍长，避免损伤，注意询问感受	4	手法不轻柔	2
			未询问感受	2

（续表）

项目	内容	分值	质量评价标准	评分标准
实施质量标准（75分）	1. 肘关节伸直、屈曲：仰卧，上肢稍外展。伸直：内侧手放上臂上侧，外侧手握住前臂远端掌侧，牵伸肘关节至最大范围；屈曲：上方手握前臂远端掌侧，下方手托住肘部，上方手被动屈曲肘关节至最大范围	4	体位有误	1
			手法不正确	2
			屈伸范围不足	1
	2. 前臂旋前和旋后：老人仰卧或坐位，曲肘 90°。上方手握前臂远端掌侧，下方手握肘关节固定，上方手做旋前、旋后动作至最大范围	4	体位有误	1
			手法不正确	2
			活动范围不足	1
	腕及手部肌肉牵伸： 1. 腕关节伸展、屈曲：仰卧或坐位。伸展：前臂旋前掌心向下。操作者一手握前臂远端固定，另一手握老人手掌被动伸腕至最大范围。屈曲：屈肘 90°，前臂旋后或中立位，手指放松。操作者一手固定前臂远端，一手握住手掌背面，被动屈腕至最大范围	4	体位不正确	1
			手法错误	2
			活动范围不足	1
	2. 腕关节桡侧、尺侧偏：坐位，前臂平置于操作台上，操作者一手握前臂远端，桡侧：另一手握第五掌骨向桡侧偏；尺侧：握第二掌骨向尺侧偏，活动至最大范围	4	体位不正确	1
			手法错误	2
			活动范围不足	1
	3. 指关节伸展、屈曲：坐位或卧位，上肢稍外展，屈肘 90°。操作者上方手握住前臂远端，伸展：下方托放在手指掌侧，五指接触，下方手被动伸腕至最大范围，再将五指伸直。屈曲：下方手握住手指，被动屈腕至最大范围，再将手指弯曲屈曲	4	体位不正确	1
			手法错误	2
			活动范围不足	1
操作后处理标准（5分）	1. 询问老人的感受，感谢其配合 2. 分类整理用物：收起一次性大单，为老人盖好衣被。未污染物品、可继续使用物品归回原处 3. 按七步洗手法彻底清洗双手 4. 记录：在执行单上签执行时间与全名	5	未询问老人感受	1
			未整理用物	2
			未洗手	1
			未记录	1
理论（5分）	1. 关节活动的目的 2. 关节活动的注意事项	5	回答有误	2
			回答有误	3
总体评价（5分）	1. 操作熟练，动作轻柔，老人无不适及其他并发症 2. 注意保护老人隐私 3. 与老人交流沟通顺畅	5	不熟练不轻柔	2
			未保护隐私	1
			交流不到位	2

四、注意事项

1. 注意评估明确牵伸和限制的肌肉关节，固定好近端，牵伸动作应慢，可控制。

2. 有效沟通，取得老人配合，使被牵伸的肌肉放松；牵伸后观察老人反应，一般肌肉酸痛不应超过 24 小时。

3. 避免牵伸中挤压关节，可对关节稍加分离牵伸，力度适中、缓慢、持久，避免跳跃性牵伸，避免在关节活动末端弹动关节。

4. 避免过度牵伸长时间制动或不活动的关节，避免大强度、短时间的牵伸。
5. 避免牵伸已出现水肿的组织和过度牵伸肌力较弱的肌肉。

五、健康教育

1. 讲解肌肉牵伸的目的、操作过程，取得老人的配合。
2. 讲解配合的要点、肌肉牵伸的相关知识、体位等。
3. 介绍肌肉牵伸的意义。
4. 告知在进行老人牵伸过程中如有不适，应及时告知操作者。

（马桂云）

第五项　肌肉被动牵伸照护技术操作及评价标准（髋、膝、踝）

一、概念

牵伸是指为恢复关节周围软组织的伸展性和降低肌张力，改善关节活动范围，运用外力拉长短缩或挛缩的软组织，做轻微超过软组织阻力和关节活动范围内的运动。

二、目的

用于各种原因导致的软组织挛缩、粘连或瘢痕形成，继发引起老人的关节活动范围降低和日常生活活动能力受限；预防由于制动、内外固定和失用等造成的肌力减弱以及相应软组织挛缩的发生。运动前牵伸利于预防肌肉骨骼系统受损。

1. 改善并增加关节活动范围。
2. 防止组织发生不可逆性挛缩。
3. 调整肌张力，提高肌肉的兴奋性。
4. 防止粘连、缓解疼痛。
5. 预防软组织损伤。

三、操作步骤

项目	内容	分值	质量评价标准	评分标准
操作前准备标准（10分）	1. 操作者自身准备：着装整洁，修剪指甲，七步洗手法洗手	1	不整洁，未洗手 未剪指甲	1
	2. 核对项目	1	未核对	1
	3. 解释：向老人解释肌肉牵伸的目的、方法、注意事项及配合要点	2	解释不全面	2
	4. 评估：评估老人身体状况、四肢肌力、活动情况、心理状态、自理能力；意识状态、配合程度等；既往疾病诊疗史；既往手术史、风险因素等	2	评估不准确	2

（续表）

项目	内容	分值	质量评价标准	评分标准
操作前准备标准（10 分）	5. 环境：安全整洁，宽敞明亮，适合操作	1	未评估环境	1
	6. 操作者个人准备：七步洗手法清洗双手，戴口罩	2	未洗手	2
			未戴口罩	1
	7. 物品准备：推车、一次性大单或毛毯 1 个、执行单、纸、笔	1	少一项、多一项扣 1 分	1
实施质量标准（75 分）	1. 核对：推车至老人床旁，核对床尾卡，反问式核对老人的姓名，确认无误，做好解释，取得配合。再次告知操作中配合方法，拉上隔帘。	5	未核对	1
			未解释	2
			未保护隐私	2
	2. 体位：协助老人取舒适、放松卧位（一般取卧位和坐位）	2	未协助卧位	2
	3. 充分暴露治疗部位。每次被动牵伸持续 10 ～ 15 秒，最长可达 30 ～ 60 秒，重复 10 ～ 20 次，每次间隔 30 秒左右，配以手法按摩放松。低强度，循序渐进，注意询问患者感受	8	时长、频率有误	2
			未放松	2
			强度不适宜	2
			未询问患者感受	2
	4. 屈膝时髋关节屈曲：牵伸臀大肌，增加屈膝时屈髋活动范围。仰卧位，稍屈髋屈膝。操作者远端手握住足跟，近端手托住牵伸大腿远端，双手托起下肢，被动屈髋、屈膝至最大范围（注意固定对侧大腿）。 5. 伸膝时髋关节屈曲：牵拉腘绳肌，增加伸膝时屈髋活动范围。仰卧，健肢伸直，患肢放操作者肩上。靠近老人的肩支撑老人下肢，一手放股骨远端固定骨盆和股骨，保持膝关节伸展，另一手沿大腿前面固定对侧下肢在膝 90° 伸展位，髋关节中立位，尽量屈曲牵伸侧髋关节至最大范围	12	体位错误	2
			手法错误	2
			屈伸范围不足	2
			动作不轻柔	2
			未固定对侧	2
			未询问感受	2
	6. 髋关节后伸：俯卧位，牵伸侧下肢稍屈曲，非牵伸侧伸直。操作者站非牵伸侧，上方手固定骨盆，下方手拖大腿远端托腿离床牵引，后伸至最大范围。	6	体位错误	2
			手法错误	2
			屈伸不到位	2
	7. 伸髋伴屈膝：牵伸股直肌，增加伸髋屈膝活动范围。俯卧，牵伸侧下肢稍屈膝，非牵伸侧下肢伸膝，操作者一手保持髋关节屈曲，另一只手握住胫骨远端逐渐屈膝至最大范围，避免髋部外展或外旋	6	体位不正确	2
			手法错误	2
			屈伸范围不足	2
	8. 髋关节外展、内收：增加髋关节外展、内收活动范围。外展：仰卧，下肢伸直，操作者站于牵伸侧，上方手放对侧大腿内侧，下方手从腘窝下拖住牵伸侧大腿，上方手用手臂支撑老人大腿远端，并按压对侧前髂嵴固定骨盆，外展髋关节至最大范围。内收：侧卧，牵伸侧在上，非牵伸侧屈髋 90°，操作者站于背侧，上方手置于髂嵴固定骨盆，屈膝、伸髋至中立位，轻度向上牵伸，下方手轻压大腿远端外侧面	6	体位不正确	2
			手法错误	2
			屈伸范围不足	2

（续表）

项目	内容	分值	质量评价标准	评分标准
实施质量标准（75分）	9. 髋关节内旋、外旋：增加髋关节内收、外旋范围。俯卧，牵伸侧下肢伸髋屈膝。操作者站于牵伸侧，上方手置于臀部固定骨盆，下方手握小腿远端外踝处，将小腿向内、向外旋转至最大范围	6	体位不正确	2
			手法错误	2
			屈伸范围不足	2
	10. 膝关节屈伸：增加膝关节屈伸活动范围。俯卧，牵伸侧下肢屈膝于床边，在大腿下垫软枕，非牵伸侧伸直，操作者上方手固定骨盆，下方手握小腿远端，缓慢轻用力被动屈膝或将小腿缓慢向下压至最大伸膝范围	6	体位不正确	2
			手法错误	2
			屈伸范围不足	2
	11. 踝关节背伸、踝背曲：老人仰卧，伸膝。操作者上方手握住内外踝固定小腿，下方手握住足跟向远端牵拉，背曲踝关节至最大范围；同时用前臂向近端运动，轻压近侧趾骨，做踝背伸至最大范围	6	体位不正确	2
			手法错误	2
			屈伸范围不足	2
	12. 踝关节内外翻：增加内外翻活动范围。老人仰卧，下肢伸直。操作者上方手握住外踝下方距骨处，下方手握住足跟。上方手固定胫骨远端，下方手将足跟向内转动使足内翻至最大范围；上方手固定胫骨远端，下方手握足背面，跖曲、足外翻牵伸达最大范围	6	体位不正确	2
			手法错误	2
			屈伸范围不足	2
	13. 足趾屈曲：增加脚趾屈伸活动范围。仰卧或坐位。操作者上方手固定趾骨近段，下方手握住趾骨远端朝着需要的方向轻柔、低强度牵拉屈伸	6	体位不正确	2
			手法错误	2
			屈伸范围不足	2
操作后处理标准（5分）	1. 询问老人的感受，感谢其配合 2. 分类整理用物：收起一次性大单，为老人盖好衣被。未污染物品、可继续使用物品归回原处 3. 按七步洗手法彻底清洗双手 4. 记录：在执行单签上执行时间与全名	5	未询问老人感受	1
			未整理用物	2
			未洗手	1
			未记录	1
理论（5分）	1. 关节活动的目的 2. 关节活动的注意事项	5	回答有误	2
			回答有误	3
总体评价（5分）	1. 操作熟练，动作轻柔，无不适及其他并发症 2. 注意保护老人隐私 3. 与老人交流沟通顺畅	5	不熟练不轻柔	2
			未保护隐私	1
			交流不到位	2

四、注意事项

1. 注意评估明确牵伸和限制的肌肉关节，固定好近端，牵伸动作应慢，可控制。

2. 有效沟通，取得老人配合，使被牵伸的肌肉放松；牵伸后观察老人反应，一般肌肉酸痛不应超过 24 小时。

3. 避免牵伸中挤压关节，可对关节稍加分离牵伸，力度适中、缓慢、持久，避免跳跃性牵伸，避免在关节活动末端弹动关节。

4. 避免过度牵伸长时间制动或不活动的关节，避免大强度、短时间的牵伸。

5. 避免牵伸已出现水肿的组织和过度牵伸肌力较弱的肌肉。

五、健康教育

1. 讲解肌肉牵伸的目的、操作过程，取得老人的配合。

2. 讲解配合的要点、肌肉牵伸的相关知识、体位等。

3. 介绍肌肉牵伸的意义。

4. 告知在进行老人牵伸过程中如有不适，应及时告知操作者。

（马桂云）

第六项　按摩照护技术操作及评价标准

一、概念

按摩是用手在人体皮肤、肌肉、穴位上实施各种手法，对软组织进行抚摩、按揉、扣击等机械性刺激，以达到保健、治病的目的。

二、目的

1. 解除肌肉痉挛、分离粘连、改善肌肉营养代谢，促进组织修复。
2. 改变椎间盘突出物与受压组织的位置。
3. 纠正错位。
4. 促进炎症介质分解、稀释，使局部损伤性炎症消退。
5. 促进血循环，改善血压、心率、心功能及呼吸功能。
6. 促进胃肠道运动及胃的分泌功能。
7. 调节神经系统，促进睡眠；改善血液及免疫系统功能。

三、操作步骤

项目	内容	分值	质量评价标准	评分标准
操作前准备标准（10分）	1. 操作者自身准备：着装整洁，修剪指甲，七步洗手法洗手	1	不整洁，未洗手 未剪指甲	1
	2. 核对项目	1	未核对	1
	3. 解释：向老人解释关节活动的目的、方法、注意事项及配合要点	2	解释不全面	2
	4. 评估：评估老人身体状况、四肢肌力、关节活动情况、心理状态、自理能力；意识状态、配合程度等；按摩的目的；既往疾病诊疗史；既往手术史、风险因素等	2	评估不准确	2
	5. 环境：安全整洁，宽敞明亮，适合操作	1	未评估环境	1
	6. 操作者个人准备：再次清洗双手，戴口罩	2	未洗手	1
			未戴口罩	1
	7. 物品准备：一次性床罩；消毒好的按摩用具、按摩巾	1	少一项、多一项扣1分	1

（续表）

项目	内容	分值	质量评价标准	评分标准
实施质量标准（75 分）	1. 核对：推车至老人床旁，核对床尾卡，反问式核对老人的姓名，确认无误，做好解释，告知操作中配合方法，拉上隔帘	5	未核对	1
			未解释	2
			未保护隐私	2
	2. 体位：老人可选仰卧位、俯卧位、端坐位、侧卧位或俯坐位；操作者：站立位或端坐位	3	未取适当卧位	3
	3. 按病情及部位确定适宜按摩部位及手法	2	手法不适宜	2
	4. 摆动类手法： （1）一指禅推法：用大拇指指端、罗纹面或偏锋着力于一定部位或穴位上，挺胸收腹，沉肩、垂肘、悬腕，肘低于腕，以肘为支点，前臂带腕、指关节做持续屈伸运动，尺侧低于桡侧，频率：120 ～ 160 次 / 分 （2）滚法： 侧滚法：用手背尺侧或 3、4、5 掌指关节着力于按摩部位，小指掌指关节背侧为支点，肘微屈放松，前臂旋转、腕关节屈伸做持续运动；直滚法：半握拳，用小指、无名指、中指背侧及其掌指关节着力于老人肌肉丰厚部位，以小指背侧为支点，肘伸直，前臂旋转，腕关节屈伸持续作用在治疗部位，频率：100 ～ 140 次 / 分 （3）揉法：操作者用指腹或手掌贴体表稍用力，做带动肌肤的轻缓回旋动作，用指柔、大鱼际按揉或掌根按揉	14	着力点有误	2
			动作不规范	3
			频率错误	3
			力度不适宜	3
			手法选择不适宜	3
	5. 摩擦类手法： （1）擦法：暴露治疗部位，用手掌大鱼际（鱼际擦法）、掌根（掌擦法）或小鱼际（侧擦法）贴紧皮肤表面在一定部位或循经络的方法进行直线性来回摩擦动作，使局部发热。操作者腕关节伸直，手指自然伸开，手掌贴紧老人体表，以肩关节为支点，上臂带动手掌做前后或上下往返移动 （2）摩法：操作者肘关节微屈，腕部放松，手掌自然伸直，以手指指腹或手掌掌面置于体表，轻缓旋转摩动。指法用食指、中指、无名指面附着一定部位，以腕关节为中心，连同掌、指节律环旋。掌法用掌面附着，腕关节为中心，连同前臂节律性环转。频率 120 次 / 分 （3）推法（指推法、掌推法、肘推法）：用掌、指、肘着力于一定部位、穴位或经络的方向稳、缓用力进行单方向直线移动。适用于四肢、腰背运动障碍 （4）搓法：嘱老人放松，双手掌面夹住老人按摩部位，适当用力原地或上下轻快搓动 3 ～ 5 遍，幅度大小均匀 （5）摸法：单手或双手拇指罗纹面紧贴皮肤，以拇指近端带动远端稍用力做上下交替或左右往返移动	14	着力点有误	2
			动作不规范	3
			频率错误	3
			力度不适宜	3
			手法选择不适宜	3

（续表）

项目	内容	分值	质量评价标准	评分标准
实施质量标准（75 分）	6. 挤压手法： （1）按法：操作者将手指、掌面或用肘部置于体表，逐渐用力下压，逐渐放松 （2）点法：拇指指端点压体表。曲拇指指间关节桡侧点压或屈食指用食指近侧指尖关节点压体表。持续用力，结合揉法，缓慢放松 （3）捏法：食、中、大拇指相对或大拇指与其余四肢夹住肢体相对均匀有节律地用力一松一紧挤压 （4）拿法：拇指、食指和中指指腹，或用拇指及其余四指指腹对合紧夹治疗部位并轻缓用力平稳捏挤肌肉片刻后放松，手指不离开皮肤，动作连贯 （5）捻法：操作者腕关节放松，用拇指、食指罗纹面捏住老人部位，两指相对用力，快速来回揉搓或缓慢向下移动。每分钟 80 ～ 120 次 （6）踩跷法：老人俯卧，胸和大腿部垫枕，操作者扶横木，控制力度，用单足或双足踩踏一定部位，控制好力度，均匀有节奏	12	着力点有误	2
			动作不规范	3
			频率错误	2
			力度不适宜	3
			手法选择不适宜	2
	7. 震动类手法： （1）抖法：老人放松，操作者以双手或单手握老人上肢或下肢远端，稍用力做小幅度上下连续颤动的手法，幅度由小到大，频率由慢至快 （2）振法：操作者用指端或手掌置于治疗部位使手臂的肌肉强力地静止性用力，做小幅度连续性的快速震颤样动作使震颤传递到躯体	7	着力点有误	3
			震动浮动不适宜	2
			频率不当	2
	8. 扣击： （1）拍法：操作者腕关节放松，五指自然并拢，掌微屈，握空心拳，手腕发力，用虚掌拍平稳有节律地打治疗部位 （2）击法： 拳击法：空拳，腕部伸直，以拳背击体表；掌击法：手指自然松开，腕伸直，以掌根扣击；侧击法：以桑枝棒扣击体表。手指自然伸直，腕背屈，以掌侧小鱼际击打体表；棒击法：快速、短暂轻叩 3 次，重扣 1 次无拖抽 （3）弹法：操作者屈中指与拇指成环状后迅速弹出，连续击打患处，频率：120 ～ 160 次 / 分	8	手法不规范	3
			频率不当	2
			操作有拖拉	3
	9. 运动关节类手法： （1）摇法：操作者一手固定关节的一端，另一手在关节的另一端对可动关节做被动旋转 （2）背法：操作者与老人后背相对，弯腰、屈膝、挺臀将老人反背，使双脚离地，做快速伸膝挺臀动作，以治疗腰椎关节及两侧伸肌过伸，缓解腰部不适 （3）扳法：用双手于相反方向或同一方向用力扳肢体，使老人做关节屈伸及旋转。动作应果断，手法应轻巧，用力宜稳，避免超过生理活动范围。 （4）拔伸：操作者固定肢体或关节一端，持续用力牵拉，适用于四肢关节及颈、腰	10	手法不规范	2
			姿势不正确	2
			牵拉角度过大	2
			力度不适宜	2
			手法选择不当	2

（续表）

项目	内容	分值	质量评价标准	评分标准
操作后处理标准（5分）	1. 询问老人的感受，感谢其配合 2. 整理用物：收起一次性大单，为老人盖好衣被。未污染物品、可继续使用物品归回原处 3. 按七步洗手法彻底清洗双手 4. 记录：在执行单签执行时间与全名	5	未询问老人感受	1
			未整理用物	2
			未洗手	1
			未记录	1
理论（5分）	1. 关节活动的目的 2. 关节活动的注意事项	5	回答有误	2
			回答有误	3
总体评价（5分）	1. 操作熟练，动作轻柔，老人无不适及其他并发症 2. 注意保护老人隐私 3. 与老人交流沟通顺畅	5	不熟练不轻柔	2
			未注意保护隐私	1
			交流不到位	2

四、注意事项

1. 正确评估判断，选择适宜的手法进行按摩。

2. 手法熟练，要求持久、有力、均匀、柔和，技术、要求和动作要规范。

3. 有效的刺激。

4. 避免按摩开放性软组织损伤；皮肤病变的局部，严重的心、脑、肺疾病，恶液质，骨折，传染病等特殊老人。

五、健康教育

1. 讲解按摩的目的、操作过程，减轻老人的焦虑。

2. 讲解配合的要点、放松的相关知识、体位等。

3. 鼓励老人在按摩的同时配合功能锻炼。

4. 告知老人若有不适，应及时告知操作者。

（马桂云）

第七项　长坐位平衡训练照护技术操作及评价标准

一、概念

人体平衡是指身体所处的姿势状态，并能在运动或受到外力作用时自动调整并维持姿势的一种能力。静态平衡指的是人体或者人体某一部分处于某种特定的姿势，例如坐或站等姿势时保持平衡的状态。动态平衡包括两个方面：（1）自动态平衡指的是人体在进行各种自主运动，能重新获得稳定状态的能力；（2）他动态平衡指的是人体对外界干扰，例如推拉等产生反应、恢复稳定状态的能力。

二、目的

1. 尽早让老人坐起、站起。
2. 培训老年人平衡感，促进肌肉之间的协调功能。

三、操作步骤

项目	内容	分值	质量评价标准	评分标准
操作前准备标准（15分）	1. 操作者自身准备：着装整洁，七步洗手法洗手	2	不整洁，未洗手	2
	2. 核对项目	2	未核对	2
	3. 解释：向老年人解释平衡训练的目的、方法、注意事项及配合要点	2	解释不全面	2
	4. 评估：了解老年人病情、肢体功能、心理状态、意识状态、配合程度、自理能力等	5	评估不准确	5
	5. 环境：安全整洁，宽敞明亮，适合操作，床处于刹车状态	2	未评估环境	2
	6. 操作者个人准备：再次清洗双手，戴口罩	2	未洗手，未戴口罩	2
	7. 物品准备：无	0	少一项或多一项用物扣1分	0
	1. 核对：推推车至老年人床旁，核对床尾卡，反问式核对老年人的姓名，确认无误，做好解释，再次告知操作中配合方法	10	未核对	5
			未解释	5
	2. 放下床档，松开床位盖被，注意保暖，防止坠床	5	一处未做到	5

（续表）

项目	内容	分值	质量评价标准	评分标准
实施质量标准（75分）	3. 静态平衡训练：老年人取长坐位，用手或者靠枕等辅助老年人保持静态平衡，逐渐减少辅助力量，待老年人能独立保持静态平衡30分钟后可进行动态平衡训练	20	坐位不正确	5
			保持时间不够	5
			未进行保护	10
	4. 他动态平衡训练：老年人取长坐位，操作者向前后左右方推老人，使老年人离开原来的起始位，开始时推动幅度小，待老年人恢复平衡，再加大推动幅度	20	坐位不正确	5
			幅度过大	5
			未进行保护	10
	5. 自动态平衡训练：老人取长坐位，指示老年人向前后左右各方向倾斜，躯干向左右侧屈或者旋转，或双手抬起举至头顶，并保持长坐位平衡	10	坐位不正确	5
			幅度过大	5
		10	未进行保护	10
理论（5分）	平衡训练的目的 平衡训练的注意事项	5	回答不全面	3
			回答不全面	2
总体评价（5分）	操作熟练，动作轻柔 时间：10分钟，超时扣分	5	不熟练不轻柔	3
			超时	2

四、注意事项

1. 操作中动作轻柔，避免拖拉拽等动作，防止关节拉伤。
2. 注意保护老年人安全，防止跌倒、坠床。

五、健康教育

1. 给老年人讲解平衡训练的目的、操作过程。
2. 给老年人讲解平衡训练的注意事项。
3. 告诉老年人若有不适，应及时告知操作者。

（张金燕）

第八项　端坐位平衡训练照护技术操作及评价标准

一、概念

人体平衡是指身体所处的姿势状态，并能在运动或受到外力作用时自动调整并维持姿势的一种能力。静态平衡指的是人体或者人体某一部分处于某种特定的姿势，例如坐或站等姿势时保持平衡的状态。动态平衡包括两个方面：（1）自动态平衡指的是人体在进行各种自主运动，能重新获得稳定状态的能力；（2）他动态平衡指的是人体对外界干扰，例如推拉等产生反应、恢复稳定状态的能力。

二、目的

1. 尽早让老人坐起、站起。
2. 培训老年人平衡感，促进肌肉之间的协调功能。

三、操作步骤

项目	内容	分值	质量评价标准	评分标准
操作前准备标准（15分）	1. 操作者自身准备：着装整洁，七步洗手法洗手	2	不整洁，未洗手	2
	2. 核对项目	2	未核对	2
	3. 解释：向老年人解释端坐位平衡训练的目的、方法、注意事项及配合要点	2	解释不全面	2
	4. 评估：了解老年人病情、肢体功能、心理状态、意识状态、配合程度、自理能力等	5	评估不准确	5
	5. 环境：安全整洁，宽敞明亮，适合操作，床处于刹车状态	2	未评估环境	2
	6. 操作者个人准备：再次清洗双手，戴口罩	2	未洗手，未戴口罩	2
	1. 核对：推推车至老年人床旁，核对床尾卡，反问式核对老年人的姓名，确认无误，做好解释，再次告知操作中配合方法	10	未核对	5
			未解释	5
	2. 放下床档，松开床位盖被，注意保暖，防止坠床	5	一处未做到	5

（续表）

项目	内容	分值	质量评价标准	评分标准
实施质量标准（75分）	3. 静态平衡训练：老年人取端坐位，用手或者靠枕等辅助老年人保持静态平衡，逐渐减少辅助力量，待老年人能独立保持静态平衡30分钟后可进行动态平衡训练	20	坐位不正确	5
			保持时间不够	5
			未进行保护	10
	4. 他动态平衡训练：老年人取端坐位，操作者向前后左右方推老人，使老年人离开原来的起始位，开始时推动幅度小，待老年人恢复平衡，再加大推动幅度	20	坐位不正确	5
			幅度过大	5
			未进行保护	10
	5. 自动态平衡训练：老人取端坐位，指示老年人向前后左右各方向倾斜，躯干向左右侧屈或者旋转，或双手抬起举至头顶，并保持端坐位平衡	20	坐位不正确	5
			幅度过大	5
			未进行保护	10
理论（5分）	1. 平衡训练的目的 2. 平衡训练的注意事项	5	回答不全面	3
			回答不全面	2
总体评价（5分）	1. 操作熟练，动作轻柔 2. 时间：60分钟，超时扣分	5	不熟练不轻柔	3
			超时	2

四、注意事项

1. 操作中动作轻柔，避免拖拉拽等动作，防止关节拉伤。

2. 注意保护老年人安全，防止跌倒、坠床。

五、健康教育

1. 给老年人讲解平衡训练的目的、操作过程。

2. 给老年人讲解平衡训练的注意事项。

3. 告诉老年人若有不适，应及时告知操作者。

（张金燕）

第九项　站立位平衡训练照护技术操作及评价标准

一、概念

人体平衡是指身体所处的姿势状态，并能在运动或受到外力作用时自动调整并维持姿势的一种能力。静态平衡指的是人体或者人体某一部分处于某种特定的姿势，例如坐或站等姿势时保持平衡的状态。动态平衡包括两个方面：（1）自动态平衡指的是人体在进行各种自主运动，能重新获得稳定状态的能力；（2）他动态平衡指的是人体对外界干扰，例如推拉等产生反应、恢复稳定状态的能力。

二、目的

1. 尽早让老人坐起、站起。
2. 培训老年人平衡感，促进肌肉之间的协调功能。

三、操作步骤

项目	内容	分值	质量评价标准	评分标准
操作前准备标准（20 分）	1. 操作者自身准备：着装整洁，七步洗手法洗手	3	不整洁，未洗手	3
	2. 核对项目	2	未核对	2
	3. 解释：向老年人解释平衡训练的目的、方法、注意事项及配合要点	5	解释不全面	5
	4. 评估：了解老年人病情、肢体功能、心理状态、意识状态、配合程度、自理能力等	5	评估不准确	5
	5. 环境：安全整洁，宽敞明亮，适合操作	2	未评估环境	2
	6. 操作者个人准备：再次清洗双手，戴口罩	3	未洗手，未戴口罩	3
	7. 物品准备：无	0	少一项或多一项用物	0

（续表）

项目	内容	分值	质量评价标准	评分标准
实施质量标准（70分）	1. 核对：推推车至老年人床旁，核对床尾卡，反问式核对老年人的姓名，确认无误，做好解释，再次告知操作中配合方法	10	未核对	5
			未解释	5
	2. 放下床档，松开床位盖被，注意保暖，防止坠床	5	一处不正确	5
	3. 静态平衡训练：老年人取站立位，双足分开，可由操作者辅助老年人保持静态平衡，逐渐减少辅助力量，待老年人能独立保持站立静态平衡后可进行动态平衡训练	15	双足未分开	5
			未进行保护	10
	4. 他动态平衡训练：老年人取站立位，双足分开较大距离，有较大的支撑面，利于平衡，操作者向前后左右方推老人，使老年人离开原来的起始位，开始时推动幅度小，待老年人恢复平衡，再加大推动幅度	20	双足未分开	5
			幅度过大	5
			未进行保护	10
	5. 自动态平衡训练：老人取站立位，指示老年人向前后左右各方向倾斜，躯干向左右侧屈或者旋转，或双手抬起举至头顶，并保持站立位平衡	20	双足未分开	5
			幅度过大	5
			未进行保护	10
理论（5分）	1. 平衡训练的目的 2. 平衡训练的注意事项	5	回答不全面	3
			回答不全面	2
总体评价（5分）	1. 操作熟练，动作轻柔 2. 时间：30分钟，超时扣分	5	不熟练不轻柔	3
			超时	2

四、注意事项

1. 操作中动作轻柔，避免拖拉拽等动作，防止关节拉伤。
2. 注意保护老年人安全，防止跌倒、坠床。

五、健康教育

1. 给老年人讲解平衡训练的目的、操作过程。
2. 给老年人讲解平衡训练的注意事项。
3. 告诉老年人若有不适，应及时告知操作者。

（张金燕）

第十项　步行训练照护技术操作及评价标准

一、概念

步行训练是以矫治异常步态，促进步行转移能力的恢复，提高老人的生活质量为目的的训练方法之一。

二、目的

对老人异常步态进行矫治，促进其步行转移能力恢复，提高老人生活质量。

适用于：

1. 关节挛缩、肌肉软弱无力老人。
2. 关节活动度受限老人。
3. 平衡协调障碍老人。
4. 其他如中枢性损伤引起的偏瘫步态、共济失调步态等老人。

三、操作步骤

项目	内容	分值	质量评价标准	评分标准
操作前准备标准、（10 分）	1. 操作者自身准备：着装整洁，修剪指甲，七步洗手法清洗双手	1	不整洁，未洗手，未剪指甲	1
	2. 核对项目	1	未核对	1
	3. 解释：向老人解释步行训练的目的、方法、注意事项及配合要点	1	解释不全面	1
	4. 评估：了解老人身体状况、四肢肌力、心理状态、意识状态、配合程度等；导致步态异常的原因；既往疾病诊疗史、风险因素等	2	评估不准确	2
	5. 环境：安全整洁，宽敞明亮，适合操作	1	未评估环境	1
	6. 操作者个人准备：再次洗手，戴口罩	2	未洗手	1
			未戴口罩	1
	7. 物品准备：平行杠、助行器、拐杖、手杖	2	少一项或多一项用物扣 1 分	2
	1. 核对：至老人床旁，核对床尾卡，反问式核对老人的姓名，确认无误，做好解释，再次告知操作中配合方法	2	未核对	1
			未解释	1

（续表）

项目	内容	分值	质量评价标准	评分标准
实施质量标准75分	2. 平行杠内训练： （1）根据老人身高、体重调整平行杠合适高度及宽窄度 （2）协助老人至平行杠内，进行站立、平衡及负重训练（每次 10 ～ 20 分钟） （3）依老人体能改善状况逐渐增加练习时间，保持身体重心稳定	6	未调节合适高度及宽度	2
			指导不到位	2
			重心不稳	2
	3. 助行器步行训练： （1）协助老人双手分别握住助行器两侧扶手 （2）提起助行器使之向前移动 20 ～ 30 cm （3）迈出患侧下肢，再移动健侧下肢跟进，如此反复前进	6	指导不到位	2
			距离不正确	2
			迈步顺序不正确	2
	4. 腋拐步行训练： （1）拖地步：将左拐向前方伸出，再伸右拐（或双拐同时向前方伸出），身体前倾，重量由腋拐支撑，双足同时向前托移至拐脚附近 （2）摆至步：双侧拐杖同时向前方伸出，老人身体重心前移，利用上肢支撑力使双足离地，下肢同时摆动，双足在拐脚附近着地 （3）摆过步：双侧拐同时向前方伸出，老人用手支撑，使身体重心前移，利用上肢支撑力使双足离地，下肢向前摆动，双足落在拐杖着地连线的前方位置 （4）四点步行：每次仅移动一个点，始终保持四个点在地面，即左拐→右足→右拐→左足，如此反复进行 （5）两点步行：一侧拐杖与对侧足同时伸出为第一着地点，然后另一侧拐杖与相对的另一侧足再向前伸出作为第二着地点 （6）三点步行：患侧下肢和双拐同时伸出，双拐先落地，健侧待三个点支撑后再向前迈出	25	顺序不正确	2
			身体未前倾	3
			重心未前移	3
			顺序不正确	2
			双拐未同时伸出	3
			重心未前移	3
			双足未离地	3
			顺序不正确	2
			顺序不正确	2
			顺序不正确	2
	5. 手杖步行训练： （1）三点步行：老人使用手杖时先伸出手杖，再迈患侧足，最后迈健侧足 （2）两点步行：手杖和患足同时伸出并支撑体重，再迈出健足	4	顺序不正确	2
			顺序不正确	2
	6. 上下楼梯训练： （1）遵照健腿先上、患腿先下的原则 （2）操作者站于老人侧后方，一手协助控制患膝关节，另一手扶持老人健侧腰部，帮助将重心转移至患侧，健足先蹬上一层台阶 （3）健肢支撑稳定后，重心充分前移，操作者一手固定老人腰部，另一手协助患足抬起，髋、膝关节屈曲，将患足置于高一层台阶 （4）如此反复进行，逐渐减少帮助，使老人最终能独立上楼梯 （5）下楼梯时操作者站在患侧，协助完成膝关节的屈曲及迈步 （6）老人健手轻扶楼梯以提高稳定性，但不能把整个前臂放在扶手上	32	迈腿顺序不正确	3
			操作者站位错误	2
			未扶持腰部	3
			顺序不正确	3
			重心未前移	2
			未固定腰部	2
			顺序不正确	3
			指导不到位	2
			操作者站位错误	3
			指导不到位	3
			健手过于用力	3
			指导不到位	3

（续表）

项目	内容	分值	质量评价标准	评分标准
操作后处理标准（5分）	1. 对物品进行分类处理：消毒器械后备用。未污染物品、可继续使用物品归回原处 2. 按七步洗手法彻底清洗双手 3. 记录：在执行单签执行时间与全名	5	未整理用物	1
			未洗手	1
			未记录	3
理论（5分）	1. 步行训练目的 2. 步行训练注意事项	5	回答有误	2
			回答有误	3
总体评价（5分）	1. 操作熟练 2. 与老人交流沟通顺畅 3. 指导到位，老人无不适及其他并发症	5	不熟练	2
			交流不到位	1
			指导不到位	2

四、注意事项

1. 训练场地安全、无障碍；老人衣着合体，长度不可及地；穿着合适鞋袜，鞋带牢系，不可赤足练习。

2. 根据老人身高和手臂长度选择适当辅助器具，腋拐的腋托高度是从老人腋前襞到足外侧 15 cm 处地面的距离或腋前襞垂直到地面的距离再加 5 cm，把手高度为伸腕握住把手时，肘部呈 30° 屈曲，或手柄与股骨大转子持平。手杖的手柄高度与腋拐的手柄高度相同，平股骨大转子。

3. 如使用腋拐，嘱老人通过把手负重而不是靠腋托，以防损伤臂丛神经，腋托应抵在侧胸壁上；使用手杖时，把手开口应向后；使用四角拐时，间距大的两脚在外，间距小的两脚靠近身体，以利于稳定支撑。

4. 当患侧下肢支撑力 <50% 时，不宜使用单腋拐；患侧下肢支撑力 <90% 时，不宜使用手杖；双下肢支撑力总和 <100% 时，不宜使用助行架。

5. 遵循循序渐进原则，逐步延长步行距离和速度，先选择较平整的路面行走，逐渐到复杂的路面行走。

五、健康教育

1. 为老人讲解步行训练的目的、练习过程，以减轻焦虑。
2. 为老人讲解步行训练注意事项及配合要点。
3. 为老人介绍循序渐进训练重要性，切忌操之过急。
4. 告诉老人训练过程中如有不适，应及时告知操作者。

（段然然）

第十一项　认知训练照护技术操作及评价标准

一、概念

认知训练是采用非药物干预手段对认知功能进行直接或间接治疗。

二、目的

通过认知训练改善健康老人和轻度认知障碍者的整体认识功能和多个认知域功能。

三、操作步骤

项目	内容	分值	质量评价标准	评分标准
操作前准备标准（10分）	1. 操作者自身准备：着装整洁，修剪指甲，七步洗手法清洗双手	1	不整洁，未洗手，未剪指甲	1
	2. 核对项目	1	未核对	1
	3. 解释：向老人解释认知训练的目的、方法、注意事项及配合要点	1	解释不全面	1
	4. 评估：了解老人身体状况、心理状态、意识状态、认知障碍程度及配合程度等；既往疾病诊疗史、风险因素等	2	评估不准确	2
	5. 环境：安静整洁，适合操作	1	未评估环境	1
	6. 操作者个人准备：再次洗手，戴口罩	2	未洗手	1
			未戴口罩	1
	7. 物品准备：认知训练卡、阅读材料、日历、钟表、笔、纸、笔记本等	2	少一项或多一项用物扣2分	2
	1. 核对：至老人床旁，核对床尾卡，反问式核对老人的姓名，确认无误，做好解释，再次告知操作中配合方法	2	未核对	1
			未解释	1

（续表）

项目	内容	分值	质量评价标准	评分标准
实施质量标准（75分）	记忆力训练			
	2. 内辅助： （1）复述：要求老人大声或无声重复要记住的信息。信息的内容依据老人的实际情况而定，如名字、地址等。随着记忆的进步，可逐渐提高信息的难度、增加信息量	26	指导不到位	4
	（2）视觉记忆：先将 3 ～ 5 张绘有日常用品的图卡放在老人面前，要求每张卡看 5 秒，然后将卡收起，让其写出所看到的物品的名称，反复数次，成功后增加图卡的数目		指导不到位	5
	（3）语义细加工：让老人编一个故事或句子来巩固要记住的信息		指导不到位	4
	（4）视意象：让老人将需要记住的信息在脑中形成一幅图画以巩固记忆力，主要用于训练老人学习和记住人名		指导不到位	4
	（5）首词记忆术：让老人把需要记住的每个词或短语的第一个字，编成易记的成语或句子		指导不到位	4
	（6）PQRST 练习法：给老人一篇短文，按程序进行练习。P（preview）：老人浏览阅读材料；Q（question）：就有关内容向老人提问；R（read）：老人再仔细阅读；S（state）：老人复述阅读内容；T（test）：通过回答问题检查老人是否理解并记住有关信息		指导不到位	5
	3. 外辅助： （1）环境中张贴提醒标志以提醒老人	12	指导不到位	4
	（2）随身携带日记本，便于老人随时记录或查看信息		指导不到位	4
	（3）制作时间表，用手表或闹钟提醒老人，使其较易掌握生活规律		指导不到位	4
	4. 环境调整： （1）环境布置应尽量简化	16	指导不到位	4
	（2）尽量减少环境变化，常用物品放在固定位置		指导不到位	4
	（3）用醒目的标志、提示牌等提醒老人		指导不到位	4
	（4）更换安全的家用电器		指导不到位	4
	5. 计算机辅助认知康复训练：难度分等级，循序渐进，具有挑战性，能够提高老人的兴趣。人机交互的训练题材丰富，选择性高，训练指令准确，结果反馈及时，能够增加老人的治疗积极性，便于实施个性化治疗	5	指导不到位	5
	定向力训练			
	6. 协助老人经常翻看日历、钟表，使其知道现在是那一年，什么季节，什么月份，今天是几号，今天是星期几	4	指导不到位	4
	7. 介绍周围环境，减少陌生感，训练老人知道现在在哪个国家，哪个城市，哪个城区，具体在什么位置	4	指导不到位	4
	8. 知道周围人们的关系，知道祖孙、叔伯、姑姨、侄子侄女等称谓的意义，可分辨陌生人的大致年龄和身份，可用适当称呼	4	指导不到位	4
	9. 协助其佩戴身份识别腕带或卡片	2	未指导佩戴	2
操作后处理标准（5分）	1. 对物品进行分类处理：未污染物品、可继续使用物品归回原处	5	未整理用物	1
	2. 按七步洗手法彻底清洗双手		未洗手	1
	3. 记录：在执行单签执行时间与全名		未记录	3

（续表）

项目	内容	分值	质量评价标准	评分标准
理论（5分）	1. 认知训练的目的 2. 认知训练注意事项	5	回答有误	2
			回答有误	3
总体评价（5分）	1. 操作熟练 2. 与老人交流沟通顺畅 3. 指导到位，老人无不适及其他并发症	5	不熟练	2
			交流不到位	1
			指导不到位	2

四、注意事项

1. 注意环境安静，减少对老人的干扰。

2. 老人认知受损，症状常具有隐蔽性、不典型性，故需要全面仔细观察病情变化。

3. 尊重、关怀老人，加强沟通，帮助老人了解疾病性质，解除顾虑。

4. 鼓励老人生活自理和做自己喜欢的事情，使其对生活保持信心，在训练过程中逐渐培养良好的生活习惯，将认知训练融入日常生活中。

五、健康教育

1. 给老人讲解认知训练的目的、操作过程，减轻老人焦虑。

2. 给老人讲解配合的要点、放松的相关知识等。

3. 给老人介绍认知训练的重要性，引导其根据自己情况进行自我管理。

4. 告诉老人若有不适，应及时告知操作者。

（段然然）

第十二项　语言训练照护技术操作及评价标准

一、概念

语言训练是指通过各种手段对有语言障碍的老人进行针对性的训练。

二、目的

通过语言训练改善交流功能，使老人重新获得最大的沟通与交流能力。

三、操作步骤

项目	内容	分值	质量评价标准	评分标准
操作前准备标准（10分）	1. 操作者自身准备：着装整洁，修剪指甲，七步洗手法清洗双手	1	不整洁，未洗手，未剪指甲	1
	2. 核对项目	1	未核对	1
	3. 解释：向老人解释语言训练的目的、方法、注意事项及配合要点	1	解释不全面	1
	4. 评估：了解老人身体状况、语言功能评估、心理状态、意识状态、配合程度等；既往疾病诊疗史、风险因素等	2	评估不准确	2
	5. 环境：安静整洁，宽敞明亮，适合操作	1	未评估环境	1
	6. 操作者个人准备：再次洗手，戴口罩	2	未洗手	1
			未戴口罩	1
	7. 物品准备：录音机、图片、情景画、扑克牌、文字、笔、纸	2	少一项或多一项用物扣 2 分	2
	1. 核对：至老人床旁，核对床尾卡，反问式核对老人的姓名，确认无误，做好解释，再次告知操作中配合方法	2	未核对	1
			未解释	1

（续表）

项目	内容	分值	质量评价标准	评分标准
实施质量标准（75分）	2. 听理解训练： （1）语音辨识： 让老人从事先录好的声音（每组一个或多个词语音，余为社会自然音：狗叫、鼓掌声、汽车鸣笛声等）中分辨出词语音（一般从 2 选 1 逐渐增加）	20	指导不到位	4
	（2）听词指图： 操作者将若干张图片摆放在桌面上，说出一单词的名称，令老人指出所听到单词的图片。其顺序为高频名词→低频名词→任意名词→高频动词→低频动词→任意动词→高频动宾词组→低频动宾词组→任意动宾词组		指导不到位	4
	（3）听语记忆广度扩展： 用与（2）相似的方法，操作者说出卡片的内容，让老人按先后顺序指出所听到的单词的图片，或用情景画、扑克牌等进行，如给其 6 张图片，让其指出其中 2 个或 3 个词		指导不到位	4
	（4）句篇听理解： 以语句或短文叙述情景画的内容，令老年人指出对应画面或让病人听一段故事后，再回答相关问题		指导不到位	4
	（5）执行口头指令： 先从简单的一步指令开始训练，如“张开嘴”，再逐渐增加到三步或更多指令		指导不到位	4
	3. 口语表达训练： （1）言语表达技能训练： 通过逐个地训练音素、字和词汇，最后结合成句子。先训练老人发元音“a”“u”和容易观察的辅音“b”“p”“m”。可以用压舌板帮助老人使其发音准确，要求老人对着镜子练习，有利于调整发音	28	指导不到位	4
	（2）改善发音灵活度的训练： 对于发音缓慢费力的老人，可以让其反复练习发音，如发“p、pa、pa”“ta、ta、ta”“ka、ka、ka”，然后过渡到“pa、ta、ka”，反复练习			4
	（3）命名训练： 首先要进行听觉训练、图片与文字卡匹配作业，然后用图片或实物让老人呼名。如有困难，可给予词头音、姿势语、选词等提示；亦可利用关联词（成语、谚语、诗词等）引导。如老人不能命名“伞”，可以采用手势、口型、词头音或利用上下文的方式进行提示，如可以对他说“外面下雨，要带……”；经过几次提示，常可获得满意效果			4
	（4）扩大词汇的训练： 通过单词复述、图片—单词匹配等作业扩大词汇，也可应用反义词、关联词、惯用语等鼓励病人进行口头表达，如：男—女，冷—热，饭—菜，跑—跳			4
	（5）复述训练： 根据病人复述障碍的程度进行直接复述（单音节、单词、词组、短句、长句等）；看图或实物复述；延迟复述；重复复述等			4
	（6）描述训练： 给病人出示有简单情景的图片，让病人描述			4
	（7）日常生活能力交流训练： 将训练的单词、句子应用于实际生活。如提问“杯子里装着什么东西？”“你口渴时，会怎样？”重症老人进行交流能力训练时应运用代偿手段且必须训练老人正确使用，包括姿势语言（如手势、点头、摇头等）训练和交流板的应			4

（续表）

项目	内容	分值	质量评价标准	评分标准
实施质量标准（75分）	4. 阅读理解和朗读训练： 根据老人的功能水平（视觉匹配水平、单词水平、语句理解及篇章水平），选择适当的阅读和朗读内容 （1）视觉匹配水平：如词图匹配训练 （2）单词水平：如给几个反义词连线，语义有联系的词连线（如老师—学校，营业员—商店） （3）语句理解水平：如执行指令训练，请把手伸出来 （4）篇章水平：如阅读理解一段文字叙述，然后回答问题	15	评估不准确	3
			指导不到位	3
			指导不到位	3
			指导不到位	3
			指导不到位	3
	5. 书写训练： 对于失写老人，训练时要循序渐进，训练顺序为临摹、抄写、自发性书写（看图书写、听写、功能性书写等）。书写训练中，可根据病人情况，选择不同的书写训练内容，如数或词书写、命名书写、便条书写、信件书写、写日记等	4	指导不到位	4
	6. 增强或替换交流系统： 当重度失语症老人存在严重的言语表达、书写、手势障碍时，可采用增强或替换交流系统。最简单的是交流板 / 交流册，也可应用高科技辅助交流代偿仪器，如触按说话器、环境控制系统等。简单的交流板应包括日常生活用品与动作的图画，并根据老人需要和不同的交流环境设计。设计前应考虑老人能否辨认常见物品图画、能否辨认常用词、能否阅读简单语句，以及潜在的语言技能是什么。对有阅读能力的老人，可在交流板上补充文字	6	指导不到位	6
操作后处理标准（5分）	1. 对物品进行分类处理：未污染物品、可继续使用物品归回原处 2. 按七步洗手法彻底清洗双手 3. 记录：在执行单签执行时间与全名	5	未整理用物	1
			未洗手	1
			未记录	3
理论（5分）	1. 语言训练的目的 2. 语言训练注意事项	5	回答有误	2
			回答有误	3
总体评价（5分）	1. 操作熟练 2. 与老人交流沟通顺畅 3. 指导到位，老人无不适及其他并发症	5	不熟练	2
			交流不到位	1
			指导不到位	2

四、注意事项

1. 根据言语障碍的类型、程度及障碍表现，结合年龄、性别、职业及性格特点，选择合适的项目。

2. 因语言训练的特殊性，应选择环境安静，避免噪声，以免影响老人情绪、分散注意力、加重紧张感。安排舒适稳定的座椅及高度适当的桌子，室内照明、温度、通风等适宜。

3. 语言训练是双向交流，伴有严重意识障碍、情感障碍、行为障碍、智力障碍、重度痴呆或有精神疾病的老人，难以实施或难以达到预期效果。

4. 每日训练时间以上午为宜，每次 30 分钟以内，以免疲劳。

5. 密切观察老人情况，一旦有疲劳迹象应及时调整时间和变换训练项目或缩短训练。

6. 每次训练从老人容易的训练项目入手，令其获得成功感而激励进一步坚持训练。对于过分自信的稍微增加难度，以加深其对障碍的认识。

五、健康教育

1. 给老人讲解语言康复训练的目的、操作过程，减轻老人焦虑。

2. 给老人讲解配合的要点、放松的相关知识等。

3. 给老人介绍语言训练的重要性，引导其根据自己情况进行自我管理。

（段然然）

第十三项　吞咽功能训练照护技术操作及评价标准

一、概念

吞咽障碍是指各种原因所致，食物不能从口腔到胃的过程。

二、目的

1. 增强用口进食的能力及安全性。
2. 减少鼻饲机会，改善老人营养。
3. 减少吸入性肺炎的发生。
4. 增加进食乐趣，树立康复信心。

三、操作步骤

<table>
<tr><th>项目</th><th>内容</th><th>分值</th><th>质量评价标准</th><th>评分标准</th></tr>
<tr><td rowspan="7">操作前准备标准（10 分）</td><td>1. 操作者自身准备：着装整洁，七步洗手法洗手，戴口罩</td><td>1</td><td>操作不规范</td><td>1</td></tr>
<tr><td>2. 核对项目</td><td>1</td><td>未核对</td><td>1</td></tr>
<tr><td>3. 解释：向老年人解释吞咽功能训练的目的、方法、注意事项及配合要点</td><td>1</td><td>解释不全面</td><td>1</td></tr>
<tr><td>4. 评估：评估老年人病情、自理能力、心理状态、意识状态、配合程度，所患疾病的性质，语言和吞咽情况等</td><td>2</td><td>评估不准确</td><td>2</td></tr>
<tr><td>5. 环境：安全整洁，宽敞明亮，适合操作</td><td>1</td><td>未评估环境</td><td>1</td></tr>
<tr><td>6. 操作者个人准备：再次清洗双手，戴口罩</td><td>1</td><td>操作不规范</td><td>1</td></tr>
<tr><td>7. 物品准备：长柄棉签、压舌板、冰块、医用纱布、镜子，必要时准备间接喉镜</td><td>3</td><td>少一项或多一项用物扣 1 分</td><td>3</td></tr>
<tr><td rowspan="2"></td><td rowspan="2">1. 核对：携用物至老年人床旁，核对床尾卡，反问式核对服务对象的姓名，确认无误，做好解释，再次告知操作中配合方法</td><td rowspan="2">6</td><td>未核对</td><td>3</td></tr>
<tr><td>未解释</td><td>3</td></tr>
</table>

（续表）

项目	内容	分值	质量评价标准	评分标准
实施质量标准 75 分	1. 进食体位： （1）尽量坐直，头稍前倾，身体倾向健侧 30°（偏瘫侧肩部垫起，不能坐起者躯干抬高 30°），进食时头转向麻痹一侧，提高咽对食团的推动力 （2）进食后 30 分钟保持上述体位，防止食物反流	13	身体未抬高	5
			头部未偏转	4
			进食后未保持体位	4
	2. 食物形态： 糊状为宜，质地幼滑，容易搓成食团	5	形态不适宜	5
	3. 进食方法： （1）进食准备（环境 / 按摩面颊部 5 分钟） （2）食物由健侧口角处喂入 （3）进食时嘱老人吸气，吞咽前和吞咽时憋气，吞咽后咳嗽一次 （4）喂食慢而少，确定完全吞咽后再喂食 （5）餐后进行口腔护理	17	进食准备不足	5
			未从健侧口角喂	3
			喂食速度不适宜	4
			未清洁口腔	5
	4. 吞咽障碍的康复训练 （1）唇部练习 ①咬紧牙齿，说“衣”声，维持 5 秒，做 5 次 ②拢起嘴唇，说“乌”声，维持 5 秒，做 5 次 ③说“衣”声随即说“乌”声，然后放松，快速重复 5 次 ④紧闭双唇，维持 5 秒，放松，重复 5 ～ 10 次 ⑤双唇含着压舌板，用力紧闭及拉出压舌板，与嘴唇抗力，维持 5 秒放松，重复 5 ～ 10 次 ⑥压舌板放嘴唇左面，用力紧闭，拉出对抗嘴唇咬合力，然后放右面再做，重复 5 ～ 10 次 ⑦吹起练习：吹气球 / 口哨 / 肥皂泡 / 蜡烛	14	时间未持续	4
			未重复	4
			训练方法指导有误	6
	（2）舌训练 ①把舌头尽量伸出口外，维持 5 秒，然后缩回，放松，重复 5 ～ 10 次 ②舌尖伸向左唇角，再转向右唇角，各维持 5 秒，然后放松，连续做 5 ～ 10 次 ③用舌尖舔唇一圈，重复 5 ～ 10 次 ④伸出舌尖，用压舌板压向舌尖，与舌尖抗力，维持 5 秒，重复 5 ～ 10 次 ⑤把舌头伸出，舌尖向上，用压舌板压着舌尖，对抗力维持 5 秒，重复 5 ～ 10 次 ⑥把舌尖分别伸向左右唇角，与压舌板抗力，维持 5 秒，然后放松、维持 5 ～ 10 秒 ⑦重复说“da”“ge”“la”各 10 次，重复说“da，ge，la”10 次	14	时间未持续	4
			未重复	4
			训练方法指导有误	6
	（3）腭咽闭合训练 ①口含住一根吸管，（封闭另一端）作吸吮动作，感觉腭弓有上抬动作为佳 ②两手在胸前交叉用力推压，同时发“ka”或“a”声；或按住墙壁或桌子，同时发声，感觉腭弓有上提动作 ③寒冷刺激，用冰棉棒刺激腭咽弓，同时发“a”声音	6	训练方法指导有误	6

（续表）

<table>
<tr><th>项目</th><th>内容</th><th>分值</th><th>质量评价标准</th><th>评分标准</th></tr>
<tr><td rowspan="4">操作后处理标准（5 分）</td><td rowspan="4">1. 询问老年人的感受，感谢其配合
2. 分类整理用物：为老人盖好衣被。未污染物品、可继续使用物品归回原处
3. 按七步洗手法彻底清洗双手
4. 记录：在执行单签执行时间与全名</td><td rowspan="4">5</td><td>未询问感受</td><td>1</td></tr>
<tr><td>未整理用物</td><td>1</td></tr>
<tr><td>洗手方法不正确</td><td>2</td></tr>
<tr><td>未记录</td><td>1</td></tr>
<tr><td rowspan="2">理论（5 分）</td><td rowspan="2">1. 吞咽功能训练的目的
2. 吞咽功能训练的注意事项</td><td rowspan="2">5</td><td>目的回答不全面</td><td>2</td></tr>
<tr><td>注意事项回答不全面</td><td>3</td></tr>
<tr><td rowspan="2">总体评价（5 分）</td><td rowspan="2">1. 操作熟练，动作轻柔，符合操作流程及要点说明
2. 关心体贴老年人，沟通良好，体位舒适</td><td rowspan="2">5</td><td>操作熟练</td><td>3</td></tr>
<tr><td>体位不舒适</td><td>2</td></tr>
</table>

四、注意事项

1. 要有良好的进食环境。
2. 防止急躁疲劳。
3. 训练内容与日常生活充分结合。
4. 激发老年人的主动性。
5. 充分利用触觉、视觉、听觉。
6. 做好风险预测，掌握抢救方法。
7. 加强管理，防止交叉感染。

五、健康教育

1. 为老人讲解吞咽功能训练的目的、练习过程，以减轻焦虑。
2. 为老人讲解吞咽功能训练注意事项及配合要点。
3. 为老人介绍循序渐进训练重要性，切忌操之过急。
4. 告诉老人训练过程中如有不适，应及时告知操作者。

（张鸿霞）

第十四项　心肺功能训练照护技术操作及评价标准

一、概念

心功能训练是指对心血管疾病老人综合采用主动积极的身体、心理、行为和社会活动的训练，帮助缓解症状，改善心肌供血，提高生活质量的康复医疗过程。肺功能训练是指通过各种训练增强肺通气功能，提高呼吸肌功能，提高日常生活活动能力和社会交往能力。

二、目的

通过心肺功能锻炼，减少老人心肺系统疾病引起的呼吸困难、心功能下降等严重并发症的发生，提高老人生活质量。

三、操作步骤

项目	内容	分值	质量评价标准	评分标准
操作前准备标准（10 分）	1. 操作者自身准备：着装整洁，修剪指甲，七步洗手法清洗双手	1	不整洁，未洗手，未剪指甲	1
	2. 核对项目	1	未核对	1
	3. 解释：向老人解释心肺功能训练的目的、方法、注意事项及配合要点	1	解释不全面	1
	4. 评估：了解老人身体状况、心功能分级、呼吸困难程度、心理状态、意识状态、配合程度等；既往疾病诊疗史、风险因素等	2	评估不准确	2
	5. 环境：安全整洁，宽敞明亮，适合操作	1	未评估环境	1
	6. 操作者个人准备：再次洗手，戴口罩	2	未洗手	1
			未戴口罩	1
	7. 物品准备：心功能分级评估量表、笔、手握式阻力训练器、沙袋、蜡烛、软枕 3 个、纸巾、听诊器、漱口水、弯盘，必要时备医用垫、床单、毛巾	2	少一项或多一项用物扣 2 分	2
	1. 核对：至老人床旁，核对床尾卡，反问式核对老人的姓名，确认无误，做好解释，再次告知操作中配合方法	2	未核对	1
			未解释	1

（续表）

项目	内容	分值	质量评价标准	评分标准
	心功能训练			
实施质量标准（75 分）	2. 根据老人心功能级别选择合适训练项目进行指导（见表 14-1） （1）心功能Ⅰ级：上楼、以 9.7km/h 的速度慢跑、拖地、跳绳、快速游泳等 （2）心功能Ⅱ级：慢速上下楼、以 6.5 ～ 8.0km/h 的速度步行、中速骑车、擦地（跪姿）、劈木、羽毛球、有氧舞蹈、网球等（每周运动锻炼 3 ～ 5 次，每次 10 ～ 25 分钟） （3）心功能Ⅲ级：床上使用便盆、坐厕、关节活动和伸展体操、穿脱衣、站立热水淋浴、铺床、扫地、以 2.4 ～ 5.0km/h 的速度步行、慢速骑车、擦窗、弹钢琴、拉小提琴和手风琴、击鼓、慢速交谊舞、慢速游泳等（每周运动 5 ～ 6 次，每次 5 ～ 10 分钟，逐渐增至每次 40 分钟） （4）心功能Ⅳ级：在监护下进行床上所有肢体的主动、被动关节活动，如清醒时做踝关节的屈伸活动、上下车、弯腰坐于床边、使用座椅、自己进食、穿衣、修面、洗手、织毛衣、打牌、吹长笛等；坐位写作、坐位缝纫等手工活动；活动可以从床上的肢体活动开始，包括呼吸训练。肢体活动一般从远端肢体的小关节活动开始，从不抗地心引力的活动开始，然后逐步开始抗组活动（抗组活动可以采用捏气球或拉皮筋等）	10	未正确评估分级	2
			未按分级正确指导训练项目	2
			未按分级正确指导训练项目	2
			未按分级正确指导训练项目	2
			未按分级正确指导训练项目	2
	肺功能训练			
	3. 缩唇式呼吸 （1）取坐位、立位或平卧位，调整呼吸 （2）用鼻吸气，并将嘴唇缩成吹口哨状，使气体通过缩窄的口型缓慢呼出 （3）每次呼气持续 4 ～ 6 秒，吸气与呼气时间比为 1 ∶ 2 或 1 ∶ 3 （4）每日训练 3 ～ 4 次，每次重复 8 ～ 10 次	8	未调整呼吸	2
			口型不正确	2
			吸呼比不正确	2
			指导不到位	2
	4. 膈式或腹式呼吸 （1）取坐位、立位或平卧位，腹部放松 （2）两手分别放于前胸部和上腹部，用鼻缓慢吸气时，膈肌最大程度下降，腹肌松弛，腹部凸出，手感到腹部向上抬起 （3）呼气时经口呼出，腹肌收缩，膈肌松弛，膈肌随腹腔内压增加而上抬，手感到腹部下降 （4）每日训练 3 ～ 4 次，每次重复 8 ～ 10 次	8	腹部未放松	2
			吸气腹部未抬起	2
			呼气腹部未下降	2
			指导不到位	2
	5. 吸气阻力训练 （1）老人持手握式阻力训练器吸气，训练器有不同直径的管子 （2）不同直径的管子在吸气时气流的阻力不同，管径愈窄则阻力愈大 （3）在老人可接受的前提下，首先选取管径较粗的进行吸气训练，开始训练 3 ～ 5 分 / 次，3 ～ 5 次 / 天，以后训练时间可增加至 20 ～ 30 分 / 次	3	指导不到位	1
			未选择合适管径	1
			指导频次错误	1

（续表）

项目	内容	分值	质量评价标准	评分标准
	6. 呼气肌训练： （1）腹肌训练：老人取仰卧位，上腹部放置 1 ～ 2kg 的沙袋做挺腹训练（腹部吸气时隆起，呼气时下陷），沙袋重量以不妨碍膈肌活动及上腹部鼓起为宜。逐步增加沙袋重量至 5 ～ 10kg，每次训练 5 分钟 （2）吹蜡烛法：将点燃的蜡烛放在口前 10cm 处，吸气后用力吹蜡烛，使蜡烛火焰飘动，每次训练 3 ～ 5 分钟，休息数分钟，再反复进行。每 1 ～ 2 天将蜡烛与口的距离加大，直到距离增加到 80 ～ 90cm （3）老人持手握式阻力训练器进行呼气训练，提高呼气肌能力	6	指导不到位	2
			指导不到位	2
			指导不到位	2
	7. 有效咳嗽： （1）评估痰液情况，确定老人体位，协助老人取坐位或者侧卧位（痰液在左肺，取右侧卧位；痰液在右肺，取左侧卧位） （2）将老人双手放于胸前、双腿屈曲，将老人肩部、臀部移向操作者一侧的床缘（一只手臂托颈肩部，一只手臂托臀部），一手扶老人肩，另一只手扶老人膝，将老人翻向对侧，使之背向操作者 （3）查看老人受压处的皮肤情况，胸前及双膝之间各置一个软枕 （4）叩击部位用薄毛巾或其他保护物包盖以保护皮肤 （5）叩击：手成空杯状，掌指关节屈曲 120°，指腹与大小鱼肌着落，利用腕关节的力量，有节律叩击，每个肺叶 1 ～ 3 分钟，120 ～ 180 次 / 分 （6）原则：从下至上，从外向内，背部第十肋间隙，胸部第六肋间隙开始，（口述：避开乳房、心脏、拉链及心电电极处，勿在脊柱、骨突部位进行），以老人不感到疼痛为宜 （7）每次叩击时间以 5 ～ 15 分钟，每日 2 ～ 3 次，应安排在餐后 2 小时至餐前 30 分钟完成 （8）操作中应密切观察老人面色、有无大汗淋漓、头晕不适，如有不适立即停止，如果能耐受，可以适当增加叩背时间 （9）鼓励老人进行有效咳嗽（有效咳嗽时，老人尽可能取坐位，进行深而慢的腹式呼吸 5 ～ 6 次，然后深吸一口气屏气 3 ～ 5 秒，身体前倾，从胸腔进行 2 ～ 3 次短促有力的咳嗽，咳嗽的同时收缩腹肌，或用手按压上腹部，帮助痰液咳出。胸痛或胸部有伤口可用双手或枕头轻压伤口使两侧皮肤及软组织向伤口处皱起，避免伤口裂开） （10）痰液黏稠无力咳出、意识不清者给予机械吸痰（口述） （11）排痰后观察痰液情况、再次听诊肺部，评估排痰效果 （12）协助老人漱口，清洁面部，取舒适卧位	8	未评估痰液情况	2
			体位不正确	2
			翻身方法错误	2
			未观察皮肤情况	2
			软枕放置不正确	2
			叩击部位无保护	2
			手法不正确	5
			叩击频率错误	2
			拍背顺序不正确	2
			未避开相应位置	2
			叩击时间不正确	2
			未观察病情	5
			未正确指导有效咳嗽	3
			未口述	1
			排痰后未评估	2
			排痰后未漱口	2

（续表）

项目	内容	分值	质量评价标准	评分标准
操作后处理标准（5 分）	1. 对物品进行分类处理：消毒器械后备用。未污染物品、可继续使用物品归回原处 2. 按七步洗手法彻底清洗双手 3. 记录：在执行单签执行时间与全名	5	未整理用物	1
			未洗手	1
			未记录	3
理论（5 分）	1. 心肺功能训练目的 2. 对老人心功能评定方法 3. 心肺功能训练注意事项	5	回答有误	1
			回答有误	2
			回答有误	2
总体评价（5 分）	1. 操作熟练 2. 与老人交流沟通顺畅 3. 指导到位，老人无不适及其他并发症	5	不熟练	2
			交流不到位	1
			指导不到位	2

表 14-1　NYHA 心功能分级

心功能分级	依据及特点
Ⅰ级	病人患有心脏病，但日常活动量不受限制，一般活动不引起乏力、呼吸困难等心衰症状
Ⅱ级	体力活动轻度受限。休息时无自觉症状，但平时一般活动可出现上述症状，休息后很快缓解
Ⅲ级	体力活动明显受限。休息时无症状，高于平时一般活动量时即可引起上述症状，休息较长时间后症状方可缓解
Ⅳ级	任何体力活动均会引起不适。休息时亦有心衰的症状，稍有体力活动后症状即加重。如无须静脉给药，可在室内或床边活动者为Ⅳ a 级，不能下床并需静脉给药支持者为Ⅳ b 级

四、注意事项

1. 在心功能训练过程中若没有不良反应，活动时心率增加 <10 次 / 分，次日训练可以进入下一阶段。若运动时心率增加 20 次 / 分左右，则需要继续进行同一级别的运动。心率增加超过 20 次 / 分，或出现任何不良反应，则应该退回到前一阶段运动，甚至暂时停止运动训练。为了保证活动的安全性，可以在心电监护下开始所有的新活动。无任何异常的情况下，重复性的活动可不必连续监护。

2. 指导训练缩唇呼吸与腹式呼吸锻炼联合应用，可以改善呼吸困难，避免憋气和过分减慢呼吸频率，以防诱发呼吸性酸中毒。

3. 无心肾功能不全者每日饮水 1 500 mL 以上，以稀释痰液，避免甜食。

4. 避免阵发性咳嗽，连续咳嗽 3 声后应注意平静呼吸片刻。有脑血管破裂、栓塞或血管瘤病史者应避免用力咳嗽。

5. 注意观察反应，训练时不应有任何不适，锻炼次日晨起应感觉正常，如果出现疲劳、乏力、头晕等，应暂时停止训练。

五、健康教育

1. 给老人讲解心肺康复训练的目的、操作过程，减轻老人焦虑。
2. 给老人讲解配合的要点、放松的相关知识、体位等。
3. 给老人介绍心肺康复训练的重要性，引导其根据自己病情进行自我管理。
4. 告诉老人若有不适，应及时告知操作者。

（段然然）

第十五项　盆底肌力训练照护技术操作及评价标准

一、概念

盆底肌力训练术通过老年人有意识地对盆底肌进行自主性收缩和舒张，增强盆底肌肉力量，以增强控尿的能力。

二、目的

增加盆底肌肉和尿道肌肉的力量，提高肌肉对压力作用的反应性收缩力，从而增强控尿能力，减少尿失禁次数，提高生活质量。适用于盆底肌尚有收缩功能的尿失禁老年人。

三、操作步骤

项目	内容	分值	质量评价标准	评分标准
操作前准备标准（10 分）	1. 操作者自身准备：着装整洁，修剪指甲，七步洗手法洗手	2	不整洁，未洗手，未剪指甲	2
	2. 核对项目	1	未核对	1
	3. 解释：向老人解释操作训练的目的、方法、注意事项及配合要点	1	解释不全面	1
	4. 评估：了解老人全身情况，目前病情、意识状况、配合程度；局部情况，肛周黏膜有无损伤、疼痛情况；心理状态，对此训练的认识及配合程度	4	评估不准确	4
	5. 环境：房间温度适宜，安静整洁，病床处于刹车状态，不易滑动，床头可调节高度	2	未评估环境	1
			未固定病床	1
实施质量标准（75 分）	1. 核对：操作者至老人床旁，核对老人姓名，确认无误，站在右边，向老人解释训练的目的及注意事项	2	未核对	1
			未解释	1
	2. 体位：协助老人平卧于床上	1	未摆体位	1
	3. 嘱其下肢、腹部及臀部肌肉放松，自主收缩肛门周围肌肉，每次收缩维持 5 ～ 10 秒，放松 5 ～ 10 秒，重复 10 ～ 20 次	20	下肢、腹部及臀部肌肉未放松	5
			未自主收缩肛门周围肌肉	5
			收缩放松时间不够	5
			重复次数不够	5

（续表）

项目	内容	分值	质量评价标准	评分标准
	4. 嘱其平卧位，双足底着床，下肢屈曲，臀部上抬离开床面做桥式运动，同时收缩肛门并维持此动作	20	未平卧	5
			双足底未着床	5
			臀部未上抬	5
			肛门未收缩并维持	5
	5. 嘱其吸气时收缩肛门周围肌肉，呼气时放松	10	未边说边指导，口述不全面，少一项扣 5 分	10
	6. 让老人运用想象疗法，做憋尿动作	2	未边说边指导，口述不全面	2
	7. 指导老年人坐在椅子上，由后向前缓慢地把肛门、阴道、尿道周围的盆底肌收缩上提收缩，从 1 数到 10，然后缓慢放松	20	体位不正确	5
			未口诉指导会阴部肌肉收缩	5
			未计数	5
			未指导放松	5
操作后处理标准（5 分）	1. 操作训练完毕，协助老人卧床休息并清洗双手	2	操作不完整	2
	2. 记录单上记录老年人的反应情况，签名	3	未记录反应情况	2
			未签名	1
理论（5 分）	1. 盆底肌力训练目的 2. 盆底肌力训练的注意事项	5	回答不全面	2
			回答不全面	3
总体评价（5 分）	1. 操作熟练，语调柔和，表述准确 2. 语言沟通流畅 3. 未出现其他并发症	5	动作不熟练	2
			沟通不顺畅	1
			发生不良反应	2

四、注意事项

1. 训练前必须做好评估，以判断是否可以进行训练。
2. 训练要以老人不疲劳为宜。
3. 训练时要密切观察老人的反应变化，有问题要立即停止训练。
4. 训练过程中要定时做好动态评估及相关记录。

五、健康教育

1. 训练前向老年人讲解训练的目的，提高老年人配合的积极性。
2. 告知老年人在训练过程后若出现任何的不适，要及时告知操作者。

（王芳）

第十六项　膀胱训练技术
——清洁间歇导尿照护技术操作及评价标准

一、概念

清洁间歇导尿术是指在清洁条件下，定时将导尿管插入膀胱，规律排空尿液的方法。

二、目的

使膀胱规律地排空和充盈接近生理状态，防止膀胱过度充盈；排出残余尿量，减少泌尿系统感染和生殖系统的感染；使膀胱间歇性扩张，有利于保持膀胱容量和膀胱的收缩功能。

1. 脊髓损伤老人。
2. 前列腺轻中度增生老人。
3. 尿潴留老人。
4. 膀胱内梗阻致排尿不全。

三、操作步骤

项目	内容	分值	质量评价标准	评分标准
操作前准备标准（10 分）	1. 操作者自身准备：着装整洁，修剪指甲，七步洗手法洗手	1	不整洁，未洗手未剪指甲	1
	2. 核对项目	1	未核对	1
	3. 解释：向老人解释操作训练的目的、方法、注意事项及配合要点	1	解释不全面	1
	4. 评估：了解老人全身情况，目前病情、意识状况、配合程度；局部情况，有无尿道损伤、会阴部皮肤情况；心理状态，对操作的认识及配合程度	2	评估不准确，少一项扣 1 分	2
	5. 环境：房间温度适宜，有无屏风或窗帘遮挡；病床处于刹车状态，不易滑动	1	未评估环境	1
	6. 物品准备： 推车上层：一次性简易导尿包 1 个（无菌 10 ～ 12 号导尿管一根，润滑剂，消毒棉球，无菌巾），一次性无菌手套，胶带，手消液 推车下层：锐器盒，生活垃圾桶，医疗垃圾桶	4	少一项或多一项扣 1 分	4

（续表）

项目	内容	分值	质量评价标准	评分标准
实施质量标准（70 分）	1. 核对：操作者至老人床旁，核对老人姓名，确认无误，站在右边，向老人解释操作的目的及注意事项	6	未核对	3
			未解释	3
	2. 体位：协助老人取仰卧位，自主排尿或手法协助排尿	10	未摆体位	5
			未协助排尿	5
	3. 洗手或戴一次性无菌手套，男性：清洁尿道口 4 ～ 5 次。女性：清洁大小阴唇及尿道口 4 ～ 5 次	15	未洗手或未戴手套	5
			清洁部位不正确	5
			清洁次数不够	5
	4. 再次洗手或更换无菌手套，润滑导尿管前端	10	未洗手或未戴手套	5
			未润滑	5
	5. 男性老年人提起阴茎和腹壁呈 60° 慢慢插入尿管直到尿液排出为止；女性老年人分开大小阴唇，插入尿管直到尿液排出为止	10	姿势不正确	5
			尿液未排完	5
	6. 当尿液停止排出时，边用 Crede 手法轻轻挤压膀胱，边缓慢水平拔出尿管	15	尿液未完全停止	5
			手法不正确	5
			手法与拔管不协调	5
	7. 清理用物，整理床单位，取舒适体位	4	未清理用物	2
			未摆体位，未整理床单位	2
操作后处理标准（10 分）	1. 对物品进行分类处理：未污染物品、可继续使用物品归回原处 2. 七步洗手法彻底清洗双手 3. 记录：在执行单签执行时间与全名，在护理记录单上记录老年人的反应，尿量，并签名	10	未分类	2
			未正确洗手	2
			未记录反应	2
			未记录尿量	2
			未签时间与名字	2
理论（5 分）	1. 清洁间歇导尿术的目的 2. 清洁间歇导尿术注意事项	5	不熟悉	2
			不全面	3
总体评分（5 分）	1. 操作熟练，动作轻柔，无黏膜损伤出血，无脱出 2. 时间：10 分钟，超时扣分	5	不熟练，不轻柔	1
			导管脱出	1
			超时	3

四、注意事项

1. 尿道口充分暴露，插管动作要轻柔。男性老人注意三个狭窄处，遇有阻力勿强用力插入。

2. 尿管润滑要充分。膀胱排空要彻底，切忌在膀胱胀满状态下使用 Crede 手法。

3. 操作过程中注意给老人保暖。

五、健康宣教

1. 给老人讲解清洁间歇导尿的目的、操作过程，以减轻焦虑。

2. 给老人讲解间歇导尿前饮水注意事项。

3. 告诉老人清洁间歇导尿后若有不适，应及时告知操作者。

（王芳）

第十七项　肠道功能训练
——腹部按摩照护技术操作及评价标准

一、概念

腹部按摩技术是指通过双手鱼际肌和掌根的力量，按照一定的顺序反复推展按摩下腹部，以增加肠蠕动，缓解老年人便秘。

二、目的

促进肠蠕动，缓解老年人便秘症状。

适应证：便秘的老年人。

禁忌证：

1. 腹部外伤及手术后肠梗阻。
2. 体质极度衰弱的老年人。
3. 有严重皮肤损伤及皮肤病的老年人，如皮肤烫伤、湿疹。
4. 有癌症、骨折病变老年人。
5. 过饥、过饱、剧烈运动后的老年人。
6. 神志不清或意识模糊的老年人。

三、操作步骤

<table>
<tr><th>项目</th><th>内容</th><th>分值</th><th>质量评价标准</th><th>评分标准</th></tr>
<tr><td rowspan="5">操作前准备标准（10分）</td><td>1. 操作者准备：仪表整洁、七步洗手法、指甲剪短，防止划伤老年人皮肤</td><td>2</td><td>不整洁，未洗手，未剪指甲</td><td>2</td></tr>
<tr><td rowspan="2">2. 环境准备：房间温度适宜，有屏风或床帘遮挡，病床处于刹车状态，不易滑动</td><td rowspan="2">2</td><td>未查看温度，遮挡屏风或窗帘</td><td>1</td></tr>
<tr><td>未固定病床</td><td>1</td></tr>
<tr><td>3. 解释：讲解腹部按摩的目的以及配合要点</td><td>1</td><td>解释不全面</td><td>1</td></tr>
<tr><td>4. 评估：了解目前病情、配合情况；有无腹部损伤及腹部皮肤情况；对操作的认识和配合程度。老年人应排空膀胱</td><td>5</td><td>评估不准确</td><td>5</td></tr>
</table>

（续表）

项目	内容	分值	质量评价标准	评分标准
实施质量标准（60分）	1. 核对：至老年人床旁，核对床尾卡，反问核对老年人的姓名，确认无误，	4	未核对床尾卡	2
			未反问提问	2
	2. 操作者站于老年人的右边，向老年人解释操作的目的及注意事项	10	解释不全面	5
			解释不全面	5
	3. 协助老年人取仰卧位，病情许可下屈曲双侧下肢，尽量放松腹肌	15	未协助取仰卧位	5
			双下肢屈曲不正确	5
			腹肌未放松	5
	4. 操作者站在右侧，双手重叠，左手在下，右手在上，置于右下腹部，以鱼际肌和掌根着力，沿升结肠、横结肠、降结肠、乙状结肠方向反复推展按摩，使腹部下陷约 1cm，幅度由小至大，每次 10 ～ 15 分钟，	31	手法不正确	5
			发力处不对	5
			顺序不正确	5
			深度不够	5
			时间不够	5
			未询问不适症状	6
操作后处理标准（10分）	1. 操作结束，协助取舒适体位	10	未摆体位	1
	2. 按七步洗手法彻底清洗双手		未洗手	1
	3. 记录：在执行单签执行时间与全名 在记录单上记录腹部按摩的时间，老年人的反应，按摩后排便情况（排便性状和排便量）		未签时间及全名	2
			未记录按摩时间	2
			未记录反应情况	2
			未记录排便情况	2
理论（10分）	1. 腹部按摩的顺序，腹部按压的深度，及每次按压的时间。 2. 按摩的注意事项	10	每少一项扣 1 分	5
			注意事项不全面	5
总体评价（10分）	1. 操作熟练，动作力量适当，无不适表现及其他并发症 2. 时间：10 ～ 15 分钟，超时扣分	10	操作不熟练	2
			力量不合适	3
			时间不足	5

四、注意事项

1. 于每日餐后 30 分钟或排便前 20 分钟进行腹部按摩。
2. 按摩时注意腹部保暖。
3. 按摩前要排空膀胱。
4. 操作者要指甲剪短，防止划伤皮肤。
5. 出现腹部不适立即停止。

五、健康教育

1. 向老年人讲解腹部按摩的目的及意义，减轻焦虑。
2. 讲解按摩方法以取得配合及信任。
3. 告知老年人在操作过程中出现任何不适，应及时告知操作者。

（王芳）

第十八项　传导热疗照护技术操作及评价标准

一、概念

传导热疗法是以各种热源为介质，将热直接传导给机体，以达到治疗疾病的目的的一种方法。

二、目的

1. 降低肌张力；镇痛。
2. 促进局部血液及淋巴循环，改善组织营养，加强组织再生过程。
3. 促进水肿吸收、消散，治疗扭伤初期的局部软组织肿胀。
4. 大范围热刺激使心率增快，全身血液循环加速，增强心功能。
5. 软化瘢痕；促进创面修复；局部组织温度 40 ～ 45℃时配合按摩和牵引可松解挛缩的关节。
6. 促进组织代谢；治疗慢性炎症。

三、操作步骤

项目	内容	分值	质量评价标准	评分标准
操作前准备标准（10 分）	1. 操作者自身准备：着装整洁，修剪指甲，七步洗手法洗手	1	不整洁，未洗手未剪指甲	1
	2. 核对项目	1	未核对	1
	3. 解释：向老人解释热疗的目的、方法、注意事项及配合要点	2	解释不全面	2
	4. 评估：评估老人意识状态、身体状况、活动能力、异常情况、心理状态、自理能力、配合程度等；既往疾病诊疗史；既往手术史、风险因素等。根据具体情况选择适宜的热疗方法：石蜡疗法、湿热袋敷疗法、蒸汽熏蒸疗法等	2	评估不准确	2
	5. 环境：安全整洁，宽敞明亮，适合操作	1	未评估环境	1
	6. 操作者个人准备：清洗双手，戴口罩	2	未洗手	1
			未戴口罩	1
	7. 物品准备： 根据选择方法必要时准备：熔点为 50 ～ 56℃的医用石蜡、电热融蜡槽或双层套锅隔水加热融蜡、0 ～ 100℃温度计、毛巾数块；湿热袋、恒温水箱等	1	少一项、多一项扣 1 分	1

（续表）

项目	内容	分值	质量评价标准	评分标准
实施质量标准（75分）	1. 核对：推车至老人床旁，核对床尾卡，反问式核对老人的姓名，确认无误，做好解释，告知老人传导热疗的目的、操作中配合方法，拉上隔帘，保护老人隐私	8	未核对	2
			未解释	3
			未保护隐私	3
	2. 体位：根据传导热疗的方法协助老人取舒适卧位	3	未取适当体位	3
	3. 石蜡疗法： 医用高纯度石蜡隔水加热融化到60～65℃，避免水滴入蜡中引起烫伤，根据蜡疗部位选量，一般300～500g，重复使用不超过5～7次。每周或半月清洁一次，加热100℃，15分钟可达到消毒目的。治疗每次20～30分钟，每日或隔日一次，15～20次为一个疗程。操作过程中注意观察老人反应 蜡饼法：用于躯干或肢体平整部位。将融化的蜡液倒入铺有塑料布或橡胶布的搪瓷盘或铝盘中，厚2～3 cm，冷却至初步成块（表面45～50℃）。暴露治疗部位，垫棉垫与塑料布，敷蜡块，包塑料布、棉垫保温 刷蜡法：适用于身体凹凸不平的部位。将融蜡槽内恒温55～60℃的蜡液用排笔迅速均匀涂抹在治疗部位形成蜡膜保护层，然后反复涂刷至0.5 cm，外面包热蜡饼用塑料、棉垫包裹，结束后清洁皮肤 浸蜡法：适用于手足。将融蜡槽内恒温55～60℃的蜡液涂在需要治疗的部位，再浸入蜡液反复多次至蜡层达0.5～1 cm，然后持续浸泡20～30分钟。结束清洁皮肤	30	选材不适宜	2
			温度不适宜	3
			操作不熟练	3
			治疗时间、频次不当	4
			蜡饼厚度不够	3
			未包裹	4
			第二次涂蜡边缘不超过第一线	4
			未清洁皮肤	4
			未观察反应	3
	4. 湿热袋敷疗法 恒温水箱3/4满，加热至80℃，将湿热袋浸入水中20～30分钟，老人暴露治疗部位并盖数层清洁毛巾，擦去多余水分置于治疗部位的毛巾上，盖毛毯保温。随温度降低逐条抽出所垫毛巾至治疗20～30分钟结束时。每日或隔日一次，或每日2次，15～20次为1疗程	18	恒温箱水位不当	4
			温度不适宜	4
			有多余水分	4
			治疗时间、频次不妥	4
			未观察反应	2
	5 蒸汽熏蒸疗法： （1）局部熏蒸：将配好的药液放入熏蒸仪的药槽中，加水煮沸30分钟，将需治疗部位置于熏蒸蒸汽上；喷熏法：将药物煎取滤液放蒸汽发生器上，将药物蒸汽对准治疗部位喷熏20分钟	8	煮沸时间不适宜	3
			喷熏时间不当	3
			未观察反应	2
	（2）全身药蒸汽浴疗法：将配好的药物放入熏蒸仪的药槽中加水煮沸30分钟，老人着内衣躺入熏蒸仪内，暴露头部，蒸汽温度40℃，治疗20～40分钟后淋浴，休息10～20分钟，每日或隔日治疗一次。10～15次为一疗程，第二疗程间隔2周后进行	8	温度不适宜	3
			操作不当	3
			未观察反应	2
操作后处理标准（5分）	1. 询问老人的感受，感谢其配合	1	未询问老人感受	1
	2. 分类整理用物：收起一次性大单，擦拭热敷部位，为老人盖好衣被。未污染物品、可继续使用物品归回原处	2	未整理用物	2
	3. 按七步洗手法彻底清洗双手	1	未洗手	1
	4. 记录：在执行单签执行时间与全名	1	未记录	1

（续表）

<table>
<tr><th>项目</th><th>内容</th><th>分值</th><th>质量评价标准</th><th>评分标准</th></tr>
<tr><td rowspan="2">理论
（5 分）</td><td rowspan="2">1. 传导热疗法的目的
2. 传导热疗法的注意事项</td><td>2</td><td>回答有误</td><td>2</td></tr>
<tr><td>3</td><td>回答有误</td><td>3</td></tr>
<tr><td rowspan="3">总体
评价
（5 分）</td><td rowspan="3">1. 操作熟练，动作轻柔，老人无不适及其他并发症
2. 注意观察老人皮肤情况及老人反应
3. 注意保护老人隐私
4. 与老人交流沟通顺畅</td><td rowspan="3">5</td><td>不熟练不轻柔</td><td>2</td></tr>
<tr><td>未注意保护隐私</td><td>2</td></tr>
<tr><td>交流不到位</td><td>1</td></tr>
</table>

四、注意事项

1. 石蜡加热时不能直接加热溶解。避免保存及加热时燃烧；定期检查加热仪器，及时更换老化电线，以免过热引起燃烧。

2. 治疗时选择适宜体位，清洁治疗部位，治疗过程中避免移动防止蜡液流出；准确掌握温度避免烫伤；注意观察老人反应，发现皮疹等异常反应及时停止。

3. 恒温箱避免干烧，确保仪器、湿热袋正常，避免烫伤。

4. 使用湿热袋时垫毛巾，且避免放于身下，避免挤出水分引起烫伤。

5. 对局部感觉障碍、血液循环障碍、意识不清的老人降低温度或慎用。

五、健康教育

1. 讲解传导热疗法的目的、注意事项、操作过程，减轻老人的焦虑。

2. 讲解配合的要点、热疗的相关知识、异常感受等。

3. 告知老人若有灼热感、不能耐受、皮疹、瘙痒等不适，应及时告知操作者。

（马桂云）

第十九项　冷疗照护技术操作及评价标准

一、概念

冷疗法是应用比人体温度低的物理因子（冷水、冰等）刺激皮肤或黏膜以治疗疾病的一种物理治疗方法。

二、目的

通过0℃以上，低于体温的温度作用于人体的冷刺激引起机体一系列功能改变，达到治疗目的。

1. 通过瞬间冷刺激使神经兴奋性增高，如促醒；持续冷刺激使神经兴奋性降低，可镇痛、解痉、麻醉。

2. 短时间冷刺激促进血液循环；超过15～30分钟的冷刺激减轻急性期水肿、止血、降低炎性反应。

3. 物理降温。

三、操作步骤

项目	内容	分值	质量评价标准	评分标准
操作前准备标准（10分）	1. 操作者自身准备：着装整洁，修剪指甲，七步洗手法洗手	1	不整洁，未洗手、剪指甲	1
	2. 核对项目	1	未核对	1
	3. 解释：向老人解释冷疗的目的、方法、注意事项及配合要点	2	解释不全面	2
	4. 评估：评估老人意识状态、身体状况、活动能力、异常情况、心理状态、自理能力、配合程度等；既往疾病诊疗史；既往手术史、风险因素等；根据具体情况选择适宜的冰敷方法：冷敷法、浸泡法、喷射法、灌注法或饮服法	2	评估不准确	2
	5. 环境：安全整洁，宽敞明亮，适合操作	1	未评估环境	1
	6. 操作者个人准备：清洗双手，戴口罩	2	未洗手	1
			未戴口罩	1
	7. 物品准备：冰敷用品（普通冰袋或化学冰袋、喷壶）、毛巾套、毛巾2条、浴盆、毛毯	1	少一项、多一项扣1分	1

（续表）

项目	内容	分值	质量评价标准	评分标准
实施质量标准（75分）	1. 核对：推车至老人床旁，核对床尾卡，反问式核对老人的姓名，确认无误，做好解释，告知老人冷疗的目的、操作中配合方法，拉上隔帘，保护老人隐私	8	未核对	2
			未解释	3
			未保护隐私	3
	2. 体位：根据冰敷方法和部位协助老人取舒适卧位	2	未取适当体位	2
	3. 冷敷法： （1）冰敷袋法（如高热）：普通冰袋法：水袋中灌入冰水混液体，2/3 满，旋紧盖口，倒置无水流出，套毛巾套，根据部位冰敷 15 ～ 20 分钟，总时长不超 24 ～ 48 小时；化学冰袋法：将冰箱冷冻好的冰袋取出，清洁，加毛巾套，放置于身体需要部位。定时调整位置或更换化学冰袋。注意观察患者反应	15	冰温不适宜	2
			过满，未控水	3
			时间不适宜	3
			未用毛巾套	2
			未观察反应	5
	（2）冷湿敷布法：将毛巾浸入混有冰块的水中浸透，拧去多余水分冷敷，2 ～ 3 分钟更换一次，20 ～ 30 分钟为一疗程。观察局部皮肤反应	15	冰温不适宜	5
			毛巾未拧干	5
			时间不适宜	5
	4. 浸泡法： （1）局部冷水浴（用于局部镇痛、缓解痉挛、恢复肢体运动能力等）：将需浸泡部位直接浸入 0 ～ 5℃冰水中 2 ～ 3 秒，取出擦干进行活动，复温后再浸泡，逐渐延长至 20 ～ 30 秒，反复进行，总时间 4 ～ 5 分钟	15	冰温不适宜	4
			时间不适宜	5
			未擦干活动	3
			未复温	3
	（2）全身冷水浴（用于全身肌痉挛的老人亦可用于无力性便秘等）：老人在冷水中短暂浸泡（凉：19 ～ 27℃冷：13 ～ 18℃；寒冷：0 ～ 12℃）：首次浸泡 1 分钟左右，逐渐增加至 3 ～ 10 分钟，老人出现冷反应（如寒战）立即停止，提供毛毯	12	水温不适宜	6
			浸泡时间不宜	3
			未观察老人反应	3
	5. 喷射法： 常用于四肢关节、烧伤面等凹凸不平和范围较大的病变部位。时间 20 ～ 30 秒 / 次，治疗最长持续 15 分钟。间隔喷射治疗为主，观察皮肤反应	8	时间不适宜	3
			未注意间隔	3
			未注意观察皮肤	2
操作后处理标准（5分）	1. 询问老人的感受，感谢其配合 2. 分类整理用物：收起一次性大单，擦拭冰敷部位，为老人盖好衣被。未污染物品、可继续使用物品归回原处 3. 按七步洗手法彻底清洗双手 4. 记录：在执行单签执行时间与全名	5	未询问老人感受	1
			未整理用物	2
			未洗手	1
			未记录	1
理论（5分）	1. 冷疗法的目的 2. 冷疗法的注意事项	5	回答有误	2
			回答有误	3
总体评价（5分）	1. 操作熟练，动作轻柔，老人无不适及其他并发症 2. 注意观察老人皮肤情况及老人反应 3. 注意保护老人隐私 4. 与老人交流沟通顺畅	5	不熟练不轻柔	2
			未注意保护隐私	2
			交流不到位	1

四、注意事项

1. 治疗前说明治疗正常感觉和可能出现的不良反应，操作中注意观察。

2. 防止过冷引起冻伤。

3. 注意非治疗部位的保暖，防止老人受凉感冒。

4. 喷射法禁用于头面部，以免造成鼻、眼、呼吸道损伤。

5. 如出现不良反应应立即停止，并提供热饮料；出现异常疼痛及时处理；注意观察皮肤，若发生冻伤及时处理，预防感染。

五、健康教育

1. 讲解冷疗法的目的、操作过程，减轻老人的焦虑。

2. 讲解配合的要点、冷疗的相关知识、异常感受等。

3. 老人若有不适，应及时告知操作者。

（马桂云）

第二十项　轮椅使用照护技术操作及评价标准

一、概念

轮椅是康复的重要工具，它不仅是肢体伤残者的代步工具，更重要的是使他们借助于轮椅进行身体锻炼和参与社会。

二、目的

使下肢残疾，脊髓损伤，颅脑疾患，年老、体弱、多病的老年人扩大生活范围，积极进行身体锻炼和参加社会活动。

三、操作步骤

项目	内容	分值	质量评价标准	评分标准
操作前准备标准（10 分）	1. 操作者自身准备：着装整洁，七步洗手法洗手，戴口罩	1	操作不规范	1
	2. 核对项目	1	未核对	1
	3. 解释：向老年人解释使用轮椅的目的、方法、注意事项及配合要点	1	解释不全面	1
	4. 评估：评估老年人病情、自理能力、心理状态、意识状态、配合程度、衣着、鞋子，有无便意等；评估地面干燥、无湿滑、无障碍物；评估轮椅性能	2	评估不准确	2
	5. 环境：安全整洁，宽敞明亮，适合操作	1	未评估环境	1
	6. 操作者个人准备：再次清洗双手，戴口罩	1	操作不规范	1
	7. 物品准备： 轮椅（配有束腰带）、毛毯（根据季节备保暖用品）、必要时备软枕等	3	少一项或多一项用物扣 1 分	3

（续表）

项目	内容	分值	质量评价标准	评分标准
实施质量标准（75分）	1. 核对：推轮椅至老年人床旁，核对床尾卡，反问式核对服务对象的姓名，确认无误，做好解释，再次告知操作中配合方法	2	未核对	1
			未解释	1
	2. 协助老人从床到轮椅： （1）评估老年人基本状态，生命体征、病情、体能、衣着、鞋子，有无便意 （2）推轮椅至床旁，使轮椅与床尾齐平，拉好刹车，固定轮椅 （3）取下床栏，掀开被盖，协助老年人移向近侧，一手置颈肩处，一手置老年人膝外侧，扶老人坐起，协助穿衣穿鞋 （4）让老年人双手放在操作者的肩上，操作者的两手抱住老人的腰部，双脚和双膝抵住老年人双脚、双膝外侧，协助老年人站立，缓慢旋转身体，坐于轮椅上。调整坐姿，翻下脚踏板，系好安全带，根据需要盖上毛毯。松刹车，推轮椅	23	未评估基本状态	5
			固定轮椅方法不正确	5
			扶坐起不规范	5
			转运至轮椅方法不规范	8
	3. 推轮椅方法： 平地推轮椅法：在平地使用轮椅时，操作者站在轮椅车的后面，两手扶住车把前进 上下斜坡、上下台阶推轮椅法： （1）上斜坡时，操作者须站在轮椅的后方，将轮椅直接向上推 （2）下斜坡时，调转轮椅方向，轮椅倒退下行，操作者面对轮椅控制速度，注意观察背后情况 （3）上台阶时，要将轮椅正对台阶，踩下后倾杆，轮椅后倾、前推 （4）下台阶时，将轮椅背对台阶，操作者用大腿抵住轮椅，缓慢下行 推轮椅进出电梯： （1）老年人和操作者都背向前进方向，操作者在前，轮椅在后；进入电梯后，老年人和操作者调整方向，背向电梯口，拉好刹车，固定轮椅 （2）出电梯时，操作者在前，轮椅在后	35	平地推轮椅方法不准确	5
			上坡推轮椅方法不准确	5
			下坡推轮椅方法不准确	5
			上台阶推轮椅方法不准确	5
			下台阶推轮椅方法不准确	5
			进电梯推轮椅方法不准确	5
			出电梯推轮椅方法不准确	5
	4. 协助老年人从轮椅上床： （1）推轮椅至床旁，使轮椅与床尾齐平，拉好刹车，固定轮椅 （2）让老年人双手放在家属的肩上，操作者的两手抱住老年人的腰部，双脚和双膝抵住老年人双脚、双膝外侧，协助老年人站立，缓慢旋转身体，坐于床上 （3）帮助老年人盖好被子，安上床栏，询问老年人情况。操作者整理好轮椅、物品，洗手摘口罩	15	固定轮椅方法不准确	5
			从轮椅转移至床的方法不正确	5
			操作不规范	5

（续表）

<table>
<tr><th>项目</th><th>内容</th><th>分值</th><th>质量评价标准</th><th>评分标准</th></tr>
<tr><td rowspan="4">操作后处理标准（5分）</td><td rowspan="4">1. 询问老年人的感受，感谢其配合
2. 分类整理用物：为老人盖好衣被。未污染物品、可继续使用物品归回原处
3. 按七步洗手法彻底清洗双手
4. 记录：在执行单签执行时间与全名</td><td rowspan="4">5</td><td>未询问感受</td><td>1</td></tr>
<tr><td>未整理用物</td><td>1</td></tr>
<tr><td>未洗手</td><td>1</td></tr>
<tr><td>未记录</td><td>2</td></tr>
<tr><td rowspan="2">理论（5分）</td><td rowspan="2">1. 轮椅使用的目的
2. 轮椅使用的注意事项</td><td rowspan="2">5</td><td>回答错误</td><td>2</td></tr>
<tr><td>回答错误</td><td>3</td></tr>
<tr><td rowspan="2">总体评价（5分）</td><td rowspan="2">1. 操作熟练，动作轻柔，符合操作流程及要点说明
2. 关心体贴老年人，沟通良好，体位舒适</td><td rowspan="2">5</td><td>操作不熟练</td><td>3</td></tr>
<tr><td>体位不舒适</td><td>2</td></tr>
</table>

四、注意事项

1. 检查轮椅是否完好。

2. 推轮椅时，注意双手用力均匀、平稳，避免颠簸，嘱老年人手扶着轮椅扶手，尽量靠后坐，勿向前倾身或自行下轮椅，以免跌倒，必要时加约束带。

3. 注意安全，乘坐电梯时注意观察楼层进出门是否平稳，以免发生意外，如遇到障碍物时，勿用轮椅撞门或障碍物。

4. 根据病情使用固定带，将老年人妥善约束安置。

5. 注意观察病情，老年人如有下肢浮肿、溃疡或关节疼痛，可将脚踏板抬起，垫以软枕。

6. 天气寒冷时注意保暖。

7. 定期检查轮椅的功能及加润滑油，保持完好备用。

五、健康教育

1. 为老人讲解使用轮椅的目的、方法，以减轻焦虑。

2. 为老人讲解使用轮椅注意事项及配合要点。

3. 告诉老人使用轮椅过程中如有不适，应及时告知操作者。

（张鸿霞）

第二十一项　保护具使用照护技术操作及评价标准

一、概念

保护具是用来限制老人身体或身体某部位的活动，以达到维护老年人安全与治疗效果的各种器具。

二、目的

防止老年人意外损伤，确保老年人的安全。

三、操作步骤

项目	内容	分值	质量评价标准	评分标准
操作前准备标准（10 分）	1. 操作者自身准备：着装整洁，七步洗手法洗手，戴口罩	1	操作不规范	1
	2. 核对项目	1	未核对	1
	3. 解释：向老年人解释使用保护具的目的、方法、注意事项及配合要点	1	解释不全面	1
	4. 评估：评估老年人年龄、病情、生命体征、肢体活动度病情、自理能力、心理状态、意识状态、配合程度等；评估约束处皮肤有无破损及血液循环障碍；评估与家属对保护具使用的了解、接受程度及合作程度	2	评估不准确	2
	5. 环境：安全整洁，宽敞明亮，适合操作	1	未评估环境	1
	6. 操作者个人准备：再次清洗双手，戴口罩	1	操作不规范	1
	7. 物品准备：床档，束腰带，棉垫	3	少一项或多一项用物扣 1 分	3

（续表）

项目	内容	分值	质量评价标准	评分标准
实施质量标准（82分）	1. 核对：备齐用物推车至老人床旁，（车与床成60°角），（适当称呼）反问核对老人姓名，再次向老人解释保护具的种类、使用目的、时间、方法、配合要点	3	未核对	1
			未解释	2
	2. 床栏： （1）拉起两侧床档 （2）确认床档固定稳妥	4	未拉起床档	2
			未确认床档稳固性	2
	3. 肢体约束： （1）将病人两手放身体两侧靠床沿，保持功能位 （2）用棉垫包裹手腕 （3）约束带打成双套结，套在棉垫外稍拉紧，以肢体不易脱出，不影响血液循环为宜 （4）将约束带系于床缘	20	未保持功能位	5
			棉垫未包裹手腕	5
			打结方法不正确	5
			约束带固定方法不正确	5
	4. 肩部约束： （1）将约束带横放在病人肩下 （2）腋窝下衬棉垫 （3）将约束带自腋窝拉出，套在棉垫外稍微拉紧，以肢体不宜脱出，肩部约束不影响血液循环为宜 （4）调节松紧度 （5）将两端系于床头 （6）观察局部血液循环，了解老人主诉	30	约束带放置位置不正确	5
			未垫衬棉垫	5
			打结方法不正确	5
			未调节松紧度	5
			约束带固定方法不正确	5
			未观察局部血液循环	5
	5. 膝部约束： （1）双腿伸直，裤腿平整 （2）约束带横于双膝下 （3）膝部衬棉垫 （4）将约束带分别环绕膝部一周，松紧适宜，在膝上打结 （5）将约束带两端分别系于两侧床缘	25	双腿屈曲，裤腿不平整	5
			约束带放置位置不正确	5
			未垫衬棉垫	5
			未调节松紧度	5
			未固定	5
操作后处理标准（2分）	1. 整理床单位 2. 记录使用原因、时间、观察结果、解除时间	2	未整理床单位	1
			记录不全面	1
用物处理（5分）	1. 处理用物 2. 洗手，脱口罩，记录	2	未处理用物	1
			操作不合格	1
观察（5分）	1. 记录开始约束的时间 2. 注意观察远端肢体的血液循环情况，每15分钟1次 3. 轮流每2小时松解固定1次 4. 约束期间保持肢体的功能位	4	未记录开始时间	1
			未观察肢端血运	1
			未轮流松解	1
			未保持肢体的功能位	1

四、注意事项

1. 严格掌握保护具应用的适应症，维护病人自尊，不能以约束来对老年人进行威胁或处罚。

2. 保护具只能短期使用，使用时肢体处于功能位置，并协助老年人翻身，保证老年人安全、舒适。

3. 使用约束带时，约束带下应垫衬垫，固定须松紧适宜，其松紧度以能伸入 1 ～ 2 手指为宜。注意每 15 ～ 30 分钟观察一次受约束部位的血液循环，包括皮肤的颜色、温度、活动及感觉等；每 2 小时定时松解一次，并改变老年人的姿势，及给予受约束的肢体运动，必要时进行局部按摩，促进血液循环。

4. 记录使用保护具的原因、时间、每次观察结果、相应的护理措施、解除约束的时间。

五、健康教育

1. 为老人讲使用保护具的目的、方法，以减轻焦虑。

2. 为老人讲解使用保护具注意事项及配合要点。

3. 告诉老人使用保护具过程中如有不适，应及时告知操作者。

（张鸿霞）

第二十二项　助行器使用照护技术操作及评价标准

一、概念

助行器是可以通过器械的支撑，让腿脚不方便的老年人、病人等腿脚不灵活甚至失去行走能力的人能够自理，能够和正常人一样外出散步。

二、目的

指导步行平稳性非常差或长期卧床引起下肢肌力减弱的老年人正确使用助行器，保证老年人下床活动的安全。

三、操作步骤

项目	内容	分值	质量评价标准	评分标准
操作前准备标准（20分）	1. 操作者自身准备：着装整洁，七步洗手法洗手，戴口罩	2	操作不规范	2
	2. 核对项目	2	未核对	2
	3. 解释：向老年人解释使用助行器的目的、方法、注意事项及配合要点	2	解释不全面	2
	4. 评估： （1）评估老年人生命体征、病情、体能、衣着、鞋子 （2）评估地面干燥、无湿滑、无障碍物 （3）评估助行器高度、扶手、是否平稳、脚底衬垫等 （4）告知老年人使用助行器目的及注意事项。	8	未全面评估患者情况	2
			未全面评估地面情况	2
			未全面评估助行器情况	2
			使用目的及注意事项告知不全面	2
	5. 环境：安全整洁，宽敞明亮，适合操作	2	未评估环境	2
	6. 操作者个人准备：再次清洗双手，戴口罩	2	操作不规范	2
	7. 物品准备：助行器	2	少一项或多一项用物扣1分	2

（续表）

项目	内容	分值	质量评价标准	评分标准
实施质量标准（65分）	1. 核对：推助行器至老年人床旁，核对床尾卡，反问式核对服务对象的姓名，确认无误，做好解释，再次告知操作中配合方法	5	未核对	2
			未解释	3
	2. 协助老年人站在助行架内中心位置，左右扶手置于老年人身体两侧	15	操作不规范	15
	3. 行走：老年人双手握住扶手，向前移动助行器约一步距离，放置平稳。患肢向前迈出，重心前移，健肢向前移动一步，站稳后再将助行架向前移动	15	操作不规范	15
	4. 坐下 / 起身站立：操作者将座椅放置于老年人身体正后方，老年人双手握紧助行器扶手，协助老年人缓慢将重心逐渐向下向后移动。健肢弯曲，患肢逐渐向前滑动伸直，身体坐稳	15	操作不规范	15
	5. 详细告知老年人及家属在使用助行架期间的注意事项，坐下和起身时不要倚靠在助行架上，否则容易使助行架翻倒	15	操作不规范	15
操作后处理标准（5分）	1. 询问老年人的感受，感谢其配合 2. 分类整理用物：为老人盖好衣被。未污染物品、可继续使用物品归回原处 3. 按七步洗手法彻底清洗双手 4. 记录：在执行单签执行时间与全名	5	未询问感受	1
			未整理用物	1
			未洗手	1
			未记录	2
理论（5分）	1. 轮椅使用的目的 2. 轮椅使用的注意事项	5	回答错误	2
			回答错误	3
总体评价（5分）	1. 操作熟练，动作轻柔，符合操作流程及要点说明 2. 关心体贴老年人，沟通良好，体位舒适	5	操作不熟练	3
			体位不舒适	2

四、注意事项

1. 使用前检查助行器各部位是否牢固，螺丝是否有变形或损坏，有无尖锐突出部位等，如有损坏应重新更换，以维持其安全性。

2. 避免地面潮湿，光线不足及有障碍物时行走，以免滑倒或绊倒。

3. 使用助行器时，不可只穿袜子而不穿鞋，且应避免穿着拖鞋或高跟鞋。

4. 第一次下床使用时需有操作者在旁协助与指导。

5. 行走前先站稳，步伐不宜太大，眼睛向前看不要向下看，渐进性地增加行走的活动量。

6. 往前跨的步伐以达到助行器的一半为宜，太过向前容易导致重心不稳而向前跌倒，必须确定四个角都放稳了，才往前跨步。

7. 不宜长时间使用助行器，以免造成肌肉僵硬和关节挛缩，使用后检查皮肤是否有红肿或压迫的症状，如出现应停止使用。

8. 老年人及其家属应了解助行器的特点、使用范围及保养维护知识，定期进行检查保养。

9. 助行器的使用应根据老年人身体机能的改变进行必要的调整或更换。

五、健康教育

1. 为老人讲解助行器使用的目的、方法，以减轻焦虑。

2. 为老人讲解助行器使用注意事项及配合要点。

3. 告诉老人使用助行器过程中如有不适，应及时告知操作者。

（张鸿霞）

第二十三项　老年康复体操
——肌肉放松体操照护技术操作及评价标准

一、概念

Jacobson 认为肌肉放松意味着骨骼肌纤维完全无收缩，处于伸长的状态，换句话说就是收缩为 0 的状态。肌肉处于松弛状态时，在肌电图几乎无放电的显示。

二、目的

肌肉在放松的状态下，可大大改善肌肉血液循环，阻断恶性循环，缓解疼痛，进一步可消除不安，改善睡眠，调整全身状态，使病情向治愈方向发展。

肌肉放松体操适用于肌紧张严重，无法进行肌肉放松的老年人，多用于颈、肩、胸、背部的肌肉。

三、操作步骤

项目	内容	分值	质量评价标准	评分标准
操作前准备标准（10 分）	1. 操作者准备：仪表整洁、按七步洗手法洗手、指甲剪短	1	不整洁，未洗手，未剪指甲	1
	2. 环境准备：房间温度适宜，光线柔和，最好是单人房间，配置一把软椅或单人沙发	1	未查看温度，遮挡屏风或窗帘	1
	3. 解释：向老年人讲解肌肉放松体操的目的以及配合要点	2	解释不全面	2
	4. 评估：了解老年人目前病情、配合情况；有无紧身衣物（如领带，皮带等）首饰、眼镜等物品；对操作的认识和配合程度	4	评估不准确	4

（续表）

<table>
<tr><th>项目</th><th>内容</th><th>分值</th><th>质量评价标准</th><th>评分标准</th></tr>
<tr><td rowspan="15">实施质量标准（70分）</td><td>1. 核对：至老年人床旁，核对床尾卡，反问核对老年人的姓名，确认无误</td><td>2</td><td>未核对</td><td>2</td></tr>
<tr><td>2. 操作者站于老年人的右边，向老年人解释操作的目的及配合事项</td><td>3</td><td>解释不全面</td><td>3</td></tr>
<tr><td rowspan="7">3. 仰卧位：
（1）嘱老年人充分放松，闭双眼
（2）双上肢放松，侧放于身体两侧，由一侧开始，交替进行，然后双侧同时进行以下动作：轻握拳—握拳—握紧拳—放松
（3）双上肢放松，侧放于身体的两侧，双手手指伸展，再将手握紧抬起，然后放松放下
（4）抬起双侧前臂，然后放下
（5）侧展上肢，抬起，然后放下，可单侧、双侧同时或双侧交替进行
（6）头稍抬起，然后放下
（7）上半身抬起，然后放松躺下</td><td rowspan="7">35</td><td>操作不正确或少一项</td><td>5</td></tr>
<tr><td>操作不正确或少一项</td><td>5</td></tr>
<tr><td>操作不正确或少一项</td><td>5</td></tr>
<tr><td>操作不正确或少一项</td><td>5</td></tr>
<tr><td>操作不正确或少一项</td><td>5</td></tr>
<tr><td>操作不正确或少一项</td><td>5</td></tr>
<tr><td>操作不正确或少一项</td><td>5</td></tr>
<tr><td rowspan="6">4. 坐位：
（1）上肢向伸展，然后放松落下，可单侧、双侧同时或双侧交替进行
（2）将腰挺起呈端坐位，再恢复日常习惯坐位，然后放松；将背向后弓起坐位，再恢复至日常习惯坐位，然后放松
（3）将腰挺起端坐，伸展上肢，上举，再恢复常坐位，放松上肢，再落下，可单侧、双侧同时或双侧交替进行。最后与呼吸同时进行：全身重力向下—呼气—放松，端坐—伸展上肢—吸气—收缩
（4）将腰挺起端坐，抬头，放松，全身重力向下，向前垂头
（5）将腰挺起端坐，伸展上肢，上举，同时抬头，放松，全身重力向下，向前下垂头和上肢，可单侧、双侧同时或双侧交替进行
（6）坐于椅前部，手放于坐处，然后伸展下肢，以足跟为轴做内旋、外旋运动</td><td rowspan="6">30</td><td>操作不正确或少一项</td><td>5</td></tr>
<tr><td>操作不正确或少一项</td><td>5</td></tr>
<tr><td>操作不正确或少一项</td><td>5</td></tr>
<tr><td>操作不正确或少一项</td><td>5</td></tr>
<tr><td>操作不正确或少一项</td><td>5</td></tr>
<tr><td>操作不正确或少一项</td><td>5</td></tr>
<tr><td rowspan="3">操作后处理标准（10分）</td><td rowspan="3">1. 操作结束，彻底清洗双手
2. 记录：在执行单签执行时间与全名
3. 记录单上记录放松训练的时间，老年人的反应</td><td rowspan="3">10</td><td>未洗手</td><td>3</td></tr>
<tr><td>未签名与时间</td><td>3</td></tr>
<tr><td>未记录时间与反应</td><td>4</td></tr>
<tr><td rowspan="2">理论（5分）</td><td rowspan="2">1. 放松体操的时间安排
2. 放松过程中的注意事项</td><td rowspan="2">5</td><td>时间安排不正确</td><td>2</td></tr>
<tr><td>注意事项不全</td><td>3</td></tr>
<tr><td rowspan="2">总体评价（5分）</td><td rowspan="2">1. 放松体操动作熟练，指导过程中语速适中，语调柔和
2. 时间：20～30分钟，超时扣分</td><td rowspan="2">5</td><td>动作不熟练</td><td>2</td></tr>
<tr><td>时间不够或超时</td><td>3</td></tr>
</table>

四、注意事项

1. 放松训练的核心在于“静”“松”二字。“静”是指环境安静，心理平静；“松”是指情绪轻松，肌肉放松。

2. 放松体操的时间一般安排在午餐后 1 小时或晚上睡觉之前。刚开始练习时，最好每天练习两次，每次 30 分钟。

五、健康教育

1. 给老年人讲解体操训练时必须克服急躁情绪，要有耐心和毅力，切忌时断时续。

2. 告知老年人，在整个放松过程中，禁止说话、吸烟、吃零食、嚼口香糖等，以免破坏放松过程，导致情绪紧张，影响放松效果。

（王芳）

参考文献

[1] 臧少梅，陈刚 . 老年健康照护技术 [M]. 北京：北京大学出版社，2020.

[2] 王军，王虹峥，杨莘 . 失智老人照护师 [M]. 北京：北京出版社，2017.

[3] 马水学 . 养老护理员从入门到精通 [M]. 北京：化学工业出版社，2020.

[4] 陆宁主 . 现场急救处置 [M]. 镇江：江苏大学出版社，2016.

[5] 李春梅，张钰华，张慧娟 . 现场急救与突发事故处理 [M]. 成都：西南交通大学出版社，2019.

[6] 姜安丽 . 新编护理学基础 [M]. 北京：人民卫生出版社，2015.

[7] 庄瑰霞，刘金芝 . 护理实用技术 [M]. 长春：吉林大学出版社，2021.

[8] 李小寒，尚少梅 . 基础护理学 [M].6 版 . 北京：人民卫生出版社，2017.

[9] 马强，熊仿杰 . 老年介护简明读本 [M]. 上海：复旦大学出版社，2012.

[10] 燕铁斌，尹安春 . 康复护理学 [M]. 北京：人民卫生出版社，2018.

[11] 燕铁斌 . 物理治疗学 [M]. 北京：人民卫生出版社，2021.

[12] 纪树荣 . 运动疗法技术学 [M]. 北京：华夏出版社，2021.

[13] 燕铁斌，尹安春 . 康复护理学 [M]. 北京：人民卫生出版社，2020.

[14] 郑敏娜，孟磊，苏晗 . 老年康复护理 [M]. 武汉：华中科技大学出版社，2021.

[15] 尤黎明，吴瑛 . 内科护理学 [M]. 北京：人民卫生出版社，2017.

[16] 胡敏 . 康复护理技术 [M]. 北京：人民卫生出版社，2014.

[17] 姜贵云 . 康复护理学 [M]. 北京：中国医药科技出版社，2016.